臨床検査技師のための
医学英語

実用会話・文献の読み方〈第2版〉

奈良信雄・西元慶治 著

医歯薬出版株式会社

はじめに

第2版発刊にあたって

■ 臨床検査技師の業務拡大

　2014年6月18日の臨床検査技師等に関する法律の一部を改正する法案が成立し、また、法律施行規則も一部改正され、2015年4月1日から施行されました。この法改正により臨床検査技師の業務範囲が拡大され、臨床検査技師が行ってもよい行為として次の業務が追加されました。

(1) 検体検査
　①鼻腔拭い液、鼻腔吸引液、咽頭拭い液などの採取
　② ⅰ) 表皮、ⅱ) 体表、ⅲ) 口腔粘膜の採取
　③ ⅰ) 皮膚や体表・口腔粘膜の膿の採取
　　 ⅱ) 鱗屑（りんせつ）、痂皮（かひ）その他の体表の付着物の採取
　④綿棒を用いて肛門から糞便を採取すること
(2) 生理学的検査
　①基準嗅覚検査および静脈性嗅覚検査
　②電気味覚検査およびろ紙ディスク法による味覚定量検査

　ただし、(1) については採血に準じた行為であるので、臨床検査技師がこれらの行為を行うに当たっては、「医師、または歯科医師からの具体的な指示」を受けて行うことが求められています。また、(2)-①のうち、静脈性嗅覚検査（アリナミン検査）においては、臨床検査技師は「静脈内へのアリナミン注射液の注射行為」はやってはならないことになっているので、注意すべきです。

　さて、こうした業務拡大に伴い、本書『臨床検査技師のための医学英語』も若干の追加，改訂を行うことになりました。上記の業務のなかで、日常、最も頻繁に遭遇するのはインフルエンザや溶連菌などの感染症において行う鼻腔、咽頭の拭い液の採取でありましょう。それに、皮膚や口腔粘膜の膿や付着物の検体採取にも、時に遭遇するかもしれません。こうした検体採取については、第11章「咽頭拭い試料や鼻咽頭粘液試料の採取」に追加しました。一方、現実問題として、臨床検査技師が綿棒を用いて肛門から糞便を採取する場面はそ

う多くはないと思われますので、第4章「便検査」のなかに例文をいくつか追加すれば充分ではないかと考えます。

生理学的検査で新たに追加された嗅覚や味覚の検査については、臨床現場で外国人相手に臨床検査技師が行う機会はそれほど多くはないと思われましたので、今回の改訂では割愛し、将来の課題としました。また、臨床検査技師が行ってよい検査にMRIが含まれていますが、これも今暫くは診療放射線技師の独擅場のテリトリーとして続くものと思われますので、同様に将来の臨床現場の状況をふまえて検討課題として見送ることにしました。

■ わが国の在留外国人

法務省速報値によれば、2018年12月現在、わが国の在留外国人は約273万人にのぼります。そして毎年数万人ずつ増加傾向にあります。国籍別では中国が76万人、それに韓国45万人、ベトナム33万人、フィリピン27万人、ブラジル20万人と続きます。在留外国人はすでにわが国の人口の2％になり、50人に1人は外国人ということになっています。これらの国の方が英語を話すとは限りませんが、意思疎通のためには事実上の「世界共用語」である英語を介して行うことが実用的でありましょう。ちなみに、在留外国人を国籍・地域別でみると、英語を母国語とする国はアメリカが第8位（57,000人）にランクインするだけです。

合法的にわが国で被雇用者となっている方々は、法律で義務付けられているため雇用主が毎年法定健診を受けさせなくてはなりません。また、学生や旅行者も、病気になった場合には市中の医療機関を受診しますので、当然、臨床検査技師が外国人と接する機会は今後ますます増えてくるものと思われます。したがって、海外からお見えの受診者とスムーズに意思疎通できるように、英会話力すなわち、聞く能力と話す能力を重点的に身に付けておく必要があります。

そうした意味で、今回の改訂では臨床検査技師の皆さんがより良い発音に接することができるように、付録に音声（ダウンロード形式）をお付けしました。この音声は何回も何回も繰り返し聞いて、ネイティブの発音に慣れていただくと同時に、自分が発音するときにもそれに近い発音になるよう練習していただきますようお願い致します。では、みなさん Good luck！

2019年7月　西元慶治
奈良信雄

第1版発刊にあたって

　20世紀後半から、わが国にも急速にグローバル化の大きな波が押し寄せてきた。

　グローバル化という言葉そのものがもはや陳腐化しているほど、日本に住む他国籍人はとても多くなった。実際、街角や電車内で、他国籍の人に遭遇することは決してめずらしくはない。都会ばかりの現象ではなく、地方にいても聞き慣れない言葉をつい耳にする。むしろボーダレスの時代といってよい。

　こうした社会情勢の変化を反映して、病院を訪れる他国籍人はめっきり多くなっている。かつて、他国籍の人は、言語の問題から、病気にかかると特定の病院だけに集中していた。それが今や、どの病院にもさまざまな国籍をもつ患者さんが来院してくるようになった。

　こうなると、臨床検査技師も、少なくとも英語を話したり理解できなければならなくなる。心電図検査や呼吸機能検査を行うにしても、英語で的確に指示できなければ、正確な検査を行うことはできない。採血するにしても、患者さんの不安をのぞいてテキパキと採血するには、患者さんとうまくコミュニケーションをとらなければならない。そのためには、患者さんと気楽に英語で話せる余裕が必要であろう。ジョークの一つでも出れば、患者さんの検査に対する不安感は遠のくはずだ。

　また、私たち日本人が、海外へ出ることも多くなった。観光ばかりでなく、臨床検査技師として海外の病院で活躍している人も多い。いきおい、英語のテキストや論文が読解できなければならなくなる。新しい知識や技術を導入するには、日本だけでなく、積極的に海外の論文を読んだり、国際学会に参加することも必要といえる。

　ところで、わが国では、大多数の人が中学・高校で少なくとも6年間は英語教育を受けている。しかし、とかくこれまでの英語教育は実用的でなく、役に立たないとの批判が多い。実際、6年以上の英語教育を受けた人なら読めるであろう簡単な英語の文章を全く理解できなかったり、また病院に来た他国籍の人に一言も話しかけることができないといった状況をしばしば目の当たりにする。

　グローバル化社会でも通用する臨床検査技師の育成を目指して、本書を編集することになった。その方針は、あくまでも実用的であり、役立つ書物にす

ることとした．前半は，採血や臨床生理検査などの場面で，患者と接する際にごく自然に英会話ができるように，実際の場面を想定した会話を掲載した．後半は主として，英語で書かれたテキストがスラスラ読める実力を養うことに主眼をおいた．さらに，検査に訪れる患者の愁訴や病名も理解できるように，医療を行う際に必要な英語をアラカルトとして掲載した．いずれも臨床検査の現場で役立つものばかりである．

　英語に限らず，語学の学習で最も大切なことは，慣れることである．英語の文章をどしどし読み，下手でもよいからともかく口に出して話してみる．あるいは他国籍の人の話に耳を傾ける．そうしたトレーニングの一助になるよう，本書を大いに活用していただきたいと思う．臨床検査技師を養成する大学，短期大学，専門学校などの教科書として，また現場で活躍される臨床検査技師の参考書として，ぜひとも活用していただきたい．

　なお，正確な英語であることを期すために，本書は明治大学教授のマーク・ピーターセン先生のご校閲をあおいだほか，マサチューセッツ大学内分泌代謝科のロバート・柳澤貴裕先生，それに知人のリナ・アンダーソン・冨澤夫人には多大のご教示や協力をいただいた．また，海上ビル診療所の臨床検査技師，前田純子氏には現場でよく使う表現の収集に尽力いただいた．この場をお借りして各位に深く感謝申し上げる次第である．にもかかわらず，本書の内容になんらかの欠陥があるとしたら，それはひとえに著者の責に帰すべきものである．また本書の編集には，医歯薬出版（株）編集部のご協力をあおいだ．臨床検査技師に真に役立つ英語のテキストを目指して，資料を整えていただいたり，現場の声を聴取していただいた．ここに重ねてお礼申し上げる．

2000年1月　奈良信雄
西元慶治

CONTENTS

第 I 編　実用会話編

CHAPTER 1　やさしい英語、役立つ英語 ……… 2
1　誤解なく、気分よく、要領よく ……… 2
2　機能的な会話 ……… 3
　命令文：魔法のことば　Please／Let's を使った命令文／疑問文を使った命令文
3　英会話：奥の手 ……… 6
4　初対面でのあいさつ ……… 8
5　検査室 ……… 10
　患者さんの呼び入れ／あいさつ・よいマナー

CHAPTER 2　血液検査 ……… 15
1　採血します ……… 15
2　問診のいろいろ ……… 17
3　採血の準備、そして採血 ……… 19

CHAPTER 3　尿検査 ……… 22
1　尿検査をします ……… 22
2　生理中ですか？ ……… 23
3　採尿の指示 ……… 25

CHAPTER 4　便検査 ……… 27
1　便検査をします ……… 27
2　肛門からの糞便検体の採取 ……… 28

CHAPTER 5　心電図検査 ……… 30
1　心電図検査を始める前に ……… 30
2　電極の装着と記録 ……… 32
3　負荷心電図　その 1 ……… 32
4　負荷心電図　その 2 ……… 34
5　ホルター心電図 ……… 35

CHAPTER 6　超音波検査 ……… 37
1　超音波検査を始める前に ……… 38
2　体位の指示 ……… 40
3　特定の超音波 ……… 43
4　呼吸の指示、その他 ……… 45
5　超音波検査が終わったら ……… 47

| CHAPTER 7 | 呼吸機能検査 ……… 49

| CHAPTER 8 | 脳波検査 ……… 51

| CHAPTER 9 | 聴力検査 ……… 52

| CHAPTER 10 | 眼の検査 ……… 54
1 眼圧測定検査 ……… 54
2 眼底写真 ……… 55

| CHAPTER 11 | 咽頭拭い試料や鼻咽頭粘液試料の採取 ……… 57
1 採取行為の許可・同意の取り方 ……… 57
2 検体採取と会話の流れ ……… 59

第 II 編 論文・学会発表・文献編

| CHAPTER 1 | 英語論文・国際学会の基礎知識 ……… 64
1 英語論文を読み、書くための基礎知識 ……… 64
国際学術誌の種類／論文の投稿／検索法／論文の構成／投稿に当たり
2 国際学会で発表するための予備知識 ……… 70
学会への登録／発表の準備／発表

| CHAPTER 2 | 文献の読み方 ……… 75
1 検査総論 ……… 75
検査の事前準備／基準範囲／検査結果に影響を与える因子
2 検査項目 ……… 79
アルブミン／ASTおよびALT／甲状腺ホルモン／網赤血球／プロトロンビン時間／ヘリコバクター・ピロリ抗体／α-フェトプロテイン
3 検査法 ……… 86
尿検査／グラム染色／ライト染色／心電図検査／心電図波形と間隔
4 検査と疾患 ……… 93
急性骨髄性白血病／甲状腺機能亢進症／A型肝炎

| CHAPTER 3 | 臨床検査に関する用語 ……… 99
1 検査関係用語 ……… 99
臨床検査に関する用語／装置、機器類／試薬、検査器具など／文具類
2 外国製品の説明書 ……… 109

CONTENTS

付録 英語アラカルト

1 からだの表現 ……… 112
　体表／内部臓器

2 症状の表現 ……… 117
　全身的な症状／眼、耳、鼻、のど、口、歯の症状／消化器症状／循環器症状／呼吸器症状／皮膚症状／神経症状／排泄行為／婦人科系／症状の表現の例文

3 疾患名 ……… 120
　循環器疾患／呼吸器疾患／消化器疾患／腎疾患／血液疾患／内分泌疾患／代謝疾患／アレルギー性疾患／膠原病／神経疾患／感染症／遺伝子・染色体異常

4 診療科の名称と専門医の呼称 ……… 130

5 診療部門 ……… 131

6 医療スタッフ ……… 131

7 略語一覧表 ……… 132

■ 音声データのダウンロードとご利用について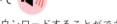

下記のアドレスまたはQRコードから無料でダウンロードすることができます.
https://www.ishiyaku.co.jp/ebooks/226850/

<注意事項>
・お客様がご負担になる通信料金について十分にご理解のうえご利用をお願いします.
・音声データを無断で複製・公に上映・公衆送信（送信可能化を含む）・翻訳・翻案することは法律により禁止されています.

<お問合せ先>
https://www.ishiyaku.co.jp/ebooks/inquiry/

■ 執筆分担
　西元 慶治　「第Ⅰ編　実用会話編」
　奈良 信雄　「第Ⅱ編　論文・学会発表・文献編」
　　　　　　「付録　英語アラカルト」

■ 英文校閲
　マーク・ピーターセン

制作協力：ビー・アド

第Ⅰ編

実用会話編

CHAPTER **1** やさしい英語 役立つ英語

CHAPTER **2** 血液検査

CHAPTER **3** 尿検査

CHAPTER **4** 便検査

CHAPTER **5** 心電図検査

CHAPTER **6** 超音波検査

CHAPTER **7** 呼吸機能検査

CHAPTER **8** 脳波検査

CHAPTER **9** 聴力検査

CHAPTER **10** 眼の検査

CHAPTER **11** 咽頭拭い試料や鼻咽頭粘液試料の採取

CHAPTER 1 やさしい英語、役立つ英語

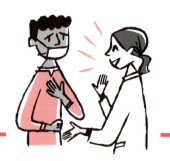

1 誤解なく、気分よく、要領よく

　体の具合が悪くて、診察を求めておいでになった不安げな外国人。そのような受診者を見つけて、受診者に負けず劣らず英語不安症になってしまうあなた。さあ、どうしましょうかね。なるべく目と目が合わないようにしますかね。でも、ここは日本、あなたの英語が100点満点の完璧なものであることを相手の方も求めているわけではないのです。思い切って、何かまず言ってみましょう。

　では、開口第一番、どんなことを言ったらよいでしょうか？

　こういう初対面の状況では、言うべきことは実はある程度決まっているのです。たとえば、街のハンバーガーのお店に行くと、元気のいいアルバイトの人たちが、
「いらっしゃいませ！」
「ただいまお得な○○セットいかがでしょうか。」
「ご注文をどうぞ。」
「お持ち帰りでしょうか、それともここでお召し上がりになりますか。」
などと言いますが、あれはある程度決まった言い回しであることは、みなさんもご存知のとおりでしょう。しかし、あの店先のやりとりは何か文学的表現を競ってお客を感動させようとか、政治的演説をしてこちらのはかりごとを納得させようとかしているわけではなく、割合簡単な事務的手続きを、

① **誤解なく、**
② **気分よく、**
③ **要領よく、**

さばくための機能的な会話であることも明白です。

　医療現場は商売ではありませんから、感動や納得もそれなりに大切ではありますが、でも多くの場合、まずは簡単な事務的手続きを、誤解なく、気分よく、そして要領よく処理することが、仕事の効率や、患者さんの精神衛生上も望ましいことです。それが軽快にこなされないようでは、感動も納得もあったものではなく、不満と落胆と誤解が生まれかねません。

　さあ、まずはこうした目的をもって役に立つ機能的な英語の勉強をしていきましょう。

2　機能的な会話

　医療人（医師・看護師・技師・事務など）から、患者さんに向かって発せられる会話には大きな特徴があるように思われます。それは、圧倒的に命令文が多いということではないでしょうか。それに次いで、疑問文が多いように思います。また、一見、疑問文のふうを装いながら、実質上は命令文であることも非常に多いのです。

　ですから、これから勉強することは、上手な命令文と疑問文の作り方と言っても間違いではないでしょう。

　また、ここでは英語の教科書のような、あるいは小説のような長い表現ややりとりはさほど必要なく、会話はできるだけ単純に、できればひとつのセンテンスが数秒内に終わるのが望ましいと思われます。

◆ 命令文：魔法のことば　Please

　命令というといかめしく聞こえます。ですが、要するに話し手としては聞き手に対して、何か情報を求めるか、行動を求めるか、大きく分けるとこの2つのことを要求するのが、命令文です。命令は頭ごなしに浴びせられると誰しも気分のよいものではありません。聞き手の機嫌をそこねることのないようにしなくてはなりません。

　ここでお互いに気分よく会話するための表現があります。それは、**Please** と言うことです。「そんなこと、誰だって知っている。」とおっしゃらずに、Please listen to me.

　この Please という言葉はとても便利な、魔法のような言葉です。なにかほしいものがあれば、それを英単語で言って「〇〇, please.」と呪文のように唱えると、それが手に入るんですねえ。たとえ、その物の英単語を知らなくても、物がありさえすれば、あるいは写真や図がありさえすれば、それを指差して、This one, please. と言えば、あなたのほしい物はたいていたちどころに手に入ると期待してよろしいでしょう。

Track 1　物や情報を求める

① This one, please.	これください。
② Another one, please.	別の物をください。
③ Something better, please.	もうちょっとよいものを見せてください。
④ Something to eat, please.	何か食べ物をください。
⑤ Your name, please.	お名前は？
⑥ Your card, please.	カードを出してください。
⑦ Bill, please.	お勘定！
⑧ French fries, please.	ポテト・フライをお願いします。

第Ⅰ編　実用会話編

⑨ More light, please. — もっと、光を…。
⑩ My doctor, please. — 私の主治医を呼んでください。

Track 2　行動を求める

① Please do it like this. — こういうふうにやってください。
② Please come this way. — こちらへどうぞ。
③ Please speak slowly. — ゆっくりしゃべってくださいますか。
④ Please go to the ABC corner. — ABCコーナーへいらしてください。
⑤ Please say "Ahh". — 「ああ」と、言ってみてください。
⑥ Please stay calm. — あまり興奮なさらずに…。
⑦ Please have a seat. — どうぞ、お掛けになってください。
⑧ Please turn around. — くるっと回ってください。
⑨ Please don't do that. — そんなことをしてはいけません。
⑩ Please don't take that. — それを持っていってはダメですよ。

◆ Let's を使った命令文

　　他人に命令するとき、直接的にいうよりも、「一緒に何かをしましょう」と呼びかけたほうが効果的なこともあります。この言い方自体は英語独特のものではなく、日本語でもしばしば用いられるレトリックのひとつです。特にいやなことを命ずるときに用いることが多いように思います。たとえば恐ろしがってワンワン泣いている子供に「注射を受けよ！」みたいな軍隊式の命令を発することは、はなはだ不都合であり、「花子ちゃん、お注射をしましょうね」みたいに言ったほうが、結局は目的に効率よく達することになります。

Track 3

① Let's do a blood test. — 血液検査をしましょう。
② Let's see what's wrong with you. — どこが悪いか診てみましょう。
③ Let's check your stool. — 便検査をしましょう。
④ Let's examine your liver. — 肝臓を調べてみましょう。
⑤ Let's forget it. — これは忘れちゃいましょう。

◆ 疑問文を使った命令文

　　これはあんまりやりすぎるといやらしいレトリック（詭弁）になりますが、そうならない範囲で使うのはとても英語らしい表現であったりします。次に示す例は、上段に疑問文を用いた表現を、その下段には実質的意味を直接的表現で表してみましょう。

Track 4

① Will you remain quiet for a moment?
  = You are too noisy. Be quiet!
  ちょっと、お静かに。
② Can you hold your breath a bit longer?
  = Hold it a little longer; otherwise I cannot do my job.
  もう少し息を止めていられますか。
③ May I remind you that this is a non-smoking area?
  = Don't smoke here.
  ここの場所は禁煙になっていること、ご存知ですか。（思い出させてよろしいか）
④ Do you have a pen?
  = Give me something to write with.
  ペンをお持ちですか。
⑤ Do you have the time?
  = Tell me what time it is.
  時間、わかる？
⑥ Do you mind doing the excercise?
  = Do the excercise.
  その運動をやってくださいますか。
⑦ Why don't you go there?
  = Go there.
  あちらに行ってください。

解説

・①②に用いた will とか can は、would とか could とするとさらに丁寧な言い方になります。

・③の表現は実際イギリスで使われるのを聞いたことがありますが、慇懃といえば慇懃な言い方です。あまり、アメリカ人は言いそうにない表現です。

・⑤は time に the がついているところがミソで、「今、何時？」という質問になります。かなりくだけた口語的表現ですから、時と場合を考えて使うべきでしょう。なお the を付けないと「ヒマある？」ということになります。

・⑥の Do you mind ～ ing という命令の仕方は丁寧でもあると同時に、話し手の苛立ちや不快を示唆していることもあります。つまり「あなた、～することを気にしてくださいよ。」と言っているわけですから、相当なイヤミのこともありうるのです。丁寧なのかイヤミなのかは、話し手の顔つきや声色で判断します。

・⑦の Why don't you ～ という表現、これは「なぜやらないのか？」と尋ねている

わけではありません。「〜したらいいんじゃない？」というほどの意味になり、あまり目上の人に使うものではありません。

3　英会話：奥の手

最初から、英会話における奥の手を伝授してしまうことがいいかどうかは疑問が残ります。しかし、何事にもあらかじめ「奥の手はこれだ」ということがわかっているのとそうでないのでは、途中の過程での精神衛生上かなり差がありますので、気分よく勉強してもらうためにいくつかの便利な言い回しをお示ししましょう。

Track 5

① Sorry, **I don't understand** (your) English.
　すみませんが、（あなたの）英語はわかりません。

② I'm not good with English.
　英語は不得意です。

③ **When it comes to** English conversation, I am just hopeless.
　英会話ときたら、まるっきりダメなんです。

④ Don't you speak any Japanese at all?
　日本語、まったく話せませんか？

⑤ **Please write it** down here. I might understand.
　それ、ここに書いてください。もしかしてわかるかもしれませんので。

⑥ Let me get somebody else for you.
　誰か、（英語のわかる人を）呼んできましょう。

⑦ This gentleman will look after you.
　この人があなたの面倒を見ますよ。

⑧ Please speak very slowly.
　ゆっくりと話してください。

⑨ I beg your pardon?
　もう一度、言ってください。

⑩ **Please do it like this**.
　こんなふうにやってください。

⑪ Please point out what you want to say. (showing pictures)
　（絵を見せながら）あなたのおっしゃりたいことを指差してください。

⑫ Oh, my goodness!
　おやおや。おっとっと。あかん。驚いたなぁ、もう。すごい。（その他なんでも）

⑬ Bye-bye. Good luck!
　バイバイ。幸運を祈ります。（まっぴら、ごめんなすって。お達者で。）

解 説

・英語はわからないということだけは言えるようにしたいものです。①は最も普通の言い方でしょう。ところで、your を入れるか、入れないかでは、かなりの違いがあります。your English というと、暗にほかの人の英語ならわかるかもしれないけれども、あなたの英語についてはわからない、ということになってしまうことがあります。本当にそう言いたくなるひどく訛った英語もありますから、覚えておいてもよいと思いますが、そう言って剣呑な感じになっても知りませんよ。

・インド人の英語は大変わかりづらいものがありますし、オーストラリア人の英語でも【エイ】というところを【アイ】と言われただけで途端にわからなくなることもあります。たとえば、today という簡単な単語でも to die みたいに聞こえると、How are you today?（こんにちは）と言われているだけなのに、How are you to die?（汝、いかに死すべきや？）と、朝っぱらからズーンと胃にくるようなヘビーな質問に聞こえてしまうことがあります。

・英語は苦手というのには、②の表現を使えば、まあ中学生の教科書レベルですから、いかにも苦手に聞こえるでしょう。この文の with は at でもかまいません。中学では at しか教えていないかもしれませんが…。

・③になると、口語的な慣用句を使っており、あまり苦手な人の言い回しではありませんね。また、hopeless というのはとても簡単な単語ですが、こういう場面で使うと、確かに生き生きとした英語らしい響きを与えます。when it comes to 〜 というのは、「〜ときた日には、」ということで、こういう言い回しをする機会は思いのほか、日本人の脳構造上、多いように思われ、とても重宝する慣用句です。ですから、奥の手の表現としてひとつくらいちょっと洒落た言い方を自分のものにしておいてもよろしいのでは？

・もうひとつ、ちょっと意地悪ですが、④のように「ここは日本でぇ。日本語まったく知らないの？ 困ったもんだねぇ…」と、高飛車に出る手もあります。しかし、相手が流暢にしゃべるからわからないのであって、紙にでも書いてもらえば、そこそこわかることもありますから、その時には⑤の用法を活用しましょう。これはことに相手の名前など、固有名詞などをはっきりさせたい時には大いに役に立つ表現です。また、⑪のように絵を見てもらって指差してもらうのも類似の奥の手ですね。

・自力でなんとかしようとあせらないで、他人の能力を利用するのもなかなか賢い方法です。⑥⑦を活用しましょう。同僚のなかであなたより少し英語が上手な人がいたら、たとえその人が自分の思い描くジェントルマンやレディのレベルに達していなくても、「こちらのジェントルマンが…」と紹介しましょう。紳士などと言われると日本語では大げさに聞こえますが、そういう言い方はごく自然な英語なのです。

第Ⅰ編 実用会話編

- 医療現場で最も有用なのはこの⑩でしょう。たいていの行動指示はこれひとつでなんとかなります。ただ、ちょっとあなたも疲れるのと、喜劇役者みたいで軽薄そうに見えてしまうのは残念ですが…。

- 奥の手中の奥の手は、逃げ出すことです。⑫⑬ということになります。とりあえず、あなたにとっての災いは消えてなくなりますが、病院や診療所にとっては問題は解決されていないのが難点です。

4 初対面でのあいさつ

　臨床検査技師が診療所や病院の受付を兼任するということは、それほどあることではないでしょう。でも検査室勤務であっても被検者がおいでになって、そこで初めて出会うという場面は必ず発生します。そのような、初対面の場で言うべき内容は比較的限られています。そして、会話の内容にはひとつのパターン化された流れがあるのです。ああ言えば、こう言うといった約束みたいなものがあります。

　でも、多分「今日は天気が悪いですね。」といった会話の始まり方はよっぽどのお馴染みの患者さんでないかぎり、考えにくいことです。常識的には「**どうなさいましたか？**」と声をかけるのが日本語の会話なら最も自然でしょう。

　では、その「どうなさいましたか？」は、英語でどう言うでしょうか。残念ながら、What happened to you? というような直接的な言い回しは、たぶん突然血だらけの患者さんが外来に舞い込んできたような、ぎょっとするような感じの時でないとあまり言いそうにありません。こういう、初対面の状況で言うべきことはある程度決まっているのです。たとえば、次のような言い方が、会話スタートの好例です。

Track 6　どうなさいましたか？

① Good morning, madam.
　　　　　　sir
　　　　　　Mr. Smith
　　　　　　Mrs. Brown
　　　　　　Ms. White

② May I help you?
③ What can I do for you?

解説
・「どうなさいましたか？」が、どうして「おはようございます。」なんでしょうか。でも、これは初対面の患者さんに対して呼びかける場合に、英語では多分最も普通に使われる切り出し方だと思われますので、あえて対応させるとこういうことにもなるのです。ただ、元の意味は確かに「おはようございます。」ですから、午後おいでになった患者さんには、Good afternoon, madam. とか、夕方近くになっ

たら Good evening, sir. とか、臨機応変に変える必要はあります。

- 次に、相手に対するこちらの**丁寧な姿勢**を伝えるには、日本語では敬語法がとても発達していますからそれを使えばよいわけですが、英語における敬語というのは、言葉そのものを変化させることによるのではなく、表現を工夫することによってなされるのです。その典型が、**相手の名前を文の最後にくっつける**とか、**sir をくっつける**というようなことです。

- sir という尊称は相手が立派な成人男性の場合に、最も適切です。立派な成人女性の場合には madam が適切です。ところで、madam というと原則は既婚の立派な成人女性を指すことが多いのですが、既婚、未婚にかかわらず、はっきりしない場合には madam と呼びかけて決して失礼には当たらない、ということを知っておくべきでしょう。「そのこころは？」というと、「あなたを一人の成熟した人格としてみなしていますよ」ということなのです。ですから、たとえば 25 歳くらいのすらりとした未婚女性に madam と言ったとして、それは失礼どころか、とても正しい敬語であるのです。日本語化したマダムは、どうも豊満な肉体をした有閑マダムとか、「奥さん」みたいな、いわば「年増」のもつ語感と直接結びついてしまいますけれども、それはそれで日本語独特のマダムであって英語ではないと、割り切りましょう。

　さて、そうは言うものの、女性の方からは「私は 30 歳くらいまでは"ミス"と呼んでほしい。そのほうがなんとなくうれしい」との声もあり、なかなかこのあたりの心境は一概には言えませんね。

- 次に、年のころから言えば、13〜25 歳くらいの方には、young lady とか young gentleman と呼びかけるのが、エレガントですね。実のところ、そう思わなくても、そう言うとよいと思います。すると、お行儀のあまりよくないティーンエイジャーでも少しはお行儀よくなりますから、こっちにとっての実利もあるのです。ただ、これはやはり相手がこちらより年下の場合に一番フィットする言い方でしょう。

- 本当は相手の名前を文末につけるのが一番よいように思いますが、外国人がみんなスミスさんとか、ブラウンさんとか簡単で短い名前ならよいのですが、そうでない時にはなかなかスムーズに言える日本人は少ないですね。

- かつて、あいさつは丁寧に 2 回、3 回繰り返すお辞儀を伴って行われるのが、わが国の礼儀の美風でありました。残念ながら、その馬鹿丁寧さに対する反動から、いつのころからか、わが国ではあまりあいさつをしなくなりました。しかしその一方、世界では**あいさつこそは出会いの最初に言うべきものであり、それが気分よく会話を進めるスタート・ラインである**というのが、いわばグローバル・スタンダードと言ってよいのではないでしょうか。敵対するアラブとイスラエルの首脳でも、出会いでは大げさに抱きついたり、頬ずりしたりするではありませんか。

わが国は、今やこの「あいさつ」については、非常にしないほうのむしろ少し変な国になってしまっているということを認識すべきでしょう。ですから、「まずは、あいさつ」これを覚えておいて実践しましょう。

- さて、では次に「どうなさいましたか？」に近い表現として、あいさつ言葉以外に使う表現はというと、それが②とか③といった表現になるでしょう。

5　検査室

◆ 患者さんの呼び入れ

患者さんを呼び入れるのは、臨床検査技師でしょうか、それとも看護師でしょうか？　ここでは原則、技師が自分で呼び入れるものとして表現を例示してみましょう。

Track 7

① Mr. Johnson, please go to room1.
ジョンソンさん、第1診察室へどうぞ。
② Mrs. Smith, please come this way.
スミスさん、こちらへどうぞ。
③ Miss Kaufman, please come on in.
カウフマンさん、どうぞお入りになって…。
（顔見知りの患者さんか、意図的にカジュアルな雰囲気をかもし出す場合など）

◆ あいさつ・よいマナー

- あいさつ

前にも指摘しましたように、患者さんを呼び入れたらまず、あいさつしましょう。いきなり「どうなさいましたか？」ではなく、きちんとあいさつしてから問診を始めるのが礼儀です。そして、患者さんに、「私はあなたの健康状態に対して真剣に（つまり、たまたま今日の外来担当になっているから否応なくこなしているというふうでなく）関心をもっていますよ。」ということがそれとなく伝わるのがよい臨床検査技師のたしなみです。

- 名前を呼ぶ

そのためには、あらかじめ少なくとも相手の名前をカルテなどで素早く確認して、話しかける時にはなるべく、あるいは日本人的感覚からは少ししつこいくらいに、文末か文頭にその方の名前をくっつけることは、**患者さんとの関係をスムーズに築く**うえでとても大事なことです。そのとき相手の顔を見ながら、できれば（たとえ、

今日は出がけに奥さんとひと口論して、気分が悪くても、白衣を身につけたらシャキッと頭を切り替えて）微笑みながらそう言うのです。

そして、もっと大事なことは、これが「よい臨床検査技師」としてとても大事なマナーだということを認識しておくことです。

本来はこういう大事なことは、医学総論や臨床実習期間中に誰かがもう少しまじめに教育してもよいはずですが、時間をかけて掘り下げて学習する機会はそう多くないかもしれません。このやり方は単に外国人の患者さんに対してのみならず、日本人の患者さんの場合にも、普遍的に共通する人間関係をよくするちょっとしたコツなのです。

外国人の名前は誰にとっても覚えにくいものです。もし、あなたの名札に英語表記がされていたら、それを示してあげるのもよいことです。すると彼らは自分を検査してくれる技師はなんという人物であるかがわかり、その技師は名乗る以上、それなりに自分の名誉にかけて真剣に検査をするつもりらしい、と思うのが万国共通の人情であります。

こうした観点からひとつの初対面の会話の例を掲げてみましょう。

Track 8

MT ： Good morning, Mr. Brown.

技師：おはようございます、ブラウンさん。

PT ： Good morning, Ms. Uuuhm...

患者：おはようございます、ええ…と。

MT ： My name is Inokashira.
I-NO-KASHI-RA. Your first name is Stephen? Am I pronouncing it correctly? It's always difficult to remember foreign names, isn't it, Mr. Brown?

技師：わたしは井之頭といいます。
イ、ノ、カシ、ラって、言います。あなたのファースト・ネームはスティーヴン、ですか。わたしの発音で正しいですか？ 外国人の名前って、とっても覚えられませんよね、ブラウンさん。

PT ： Yes, certainly.

患者：本当に、そうですね。

MT ： Now what can I do for you today, Mr. Brown?

技師：ところで、ブラウンさん、どうなさいましたか？

PT ： Well... I have a lump in my abdomen. I saw Dr. Kitazawa last week, and he recommended an echo test. That's why I am here.

患者：ええ、実はお腹になんか腫れ物があるんですよ。それで、先週北沢先生に診てもらったら、超音波検査をやりましょうとおっしゃってね。それでここにやって来たというわけです。

第Ⅰ編　実用会話編

・どうなさいましたか？

「どうなさいましたか？」という問いかけは、医師や技師が患者さんに最初に顔を合わせたときに使用する言葉としては、最もありふれた表現です。これに相当する英語はひとつではなく、何種類かニュアンスの違う表現があります。

Track 9

① What can I do for you today?
きょうはどうなさいましたか。（何か私がしてさしあげることがありますか。）

② How can I help you today?
きょうはどうなさいましたか。（どうやってお手伝いしましょうか。）

③ Will you tell me what's wrong?
何が調子悪いのかおっしゃってください。

④ Please tell me about your problem.
具合の悪いことについておっしゃってください。

⑤ What are your concerns?
どんなことを心配していますか。

⑥ What brings you here today?
きょうここに来たのはどうしてですか。

⑦ What seems to be your trouble?
何の具合が悪いように思いますか。

⑧ What's your trouble?
何の具合が悪いですか。

⑨ Is something the matter?
何か問題ありますか。

解説

・①②の2つはかなり丁寧な表現ですが、かといって堅苦しい表現ではなく、どんな状況でも安心して使える汎用性の高いものです。

・③④も適当に丁寧な、きちんとした表現です。

・⑤⑥は、割合くだけた表現です。言い方に気をつけないと、相手のとりようによってはちょっと直截的すぎるかもしれません。

・⑦は断定的ではなく、本人の思っている原因を聞く方法です。

・⑧⑨は、ずいぶんとぶっきらぼうな感じを与えかねない表現です。英語としては間違っていませんが、失礼に当たる危険性がありますので、こういう言い方はしないほうがよろしいでしょう。

・ただし、⑧⑨のいずれも、文末にMr. Brownのような名前による呼びかけを付け加えるとか、Please tell meやMay I askを冒頭に付加すると、十分に紳士的、淑女的な表現として通用します。

（例）Please tell me what your trouble is, Mr. Brown.
　　　May I ask what the matter with you is, Mr. White?

・問診票

　病歴のとり方としては、基本的なところは日本人だろうと、外国人だろうと変わりはありません。また、日本人の患者さんでも、脱線ばかりして話がさっぱり要領を得ず、時間を食ってしまう人がいますが、これは外国人でも同じ割合でそのような人がいると覚悟しておいたほうがよろしいでしょう。そうした無駄を避けるには先に問診票を作成しておいて、あらかじめ記入してもらうのもよい方法です。こうすれば、間違いや時間の無駄をいくらか少なくすることができます。

　次に掲げるのはわたしたちの診療所で活用している問診票です。

医療法人社団　鶴亀会
新宿つるかめクリニック
Shinjuku Tsurukame Clinic
TEL:03-3299-0077 FAX:03-3299-4985

for the art of healing in the 21st century

〒151-0053　東京都渋谷区代々木2-11-15
新宿東京海上ビル3F
http://www.tsurukamekai.jp/

NEW PATIENT REGISTRATION FORM
新患登録・予診票

*PLEASE SHOW YOUR INSURANCE POLICY TO THE RECEPTIONIST. 保険証を受付に出してください。

名前 Name	姓 / Family　　名 / Personal	性別　男　　女 Sex　Male　Female （○で囲む Please circle.）
生年月日 Date of Birth	年 / year　月 / month　日 / day	満年齢 / Age 歳 / y.o.
現住所 Home Address	〒 / Postal Code _____	
勤務先名 Company Name		
電話番号 Phone Number	自宅 / Home	勤務先 / Office

PLEASE PROVIDE THE FOLLOWING INFORMATION.

1.以前ここで受診されたことがありますか？あるとしたら、それは外来ですか、健診ですか？いつ頃でしたか？
1. Have you ever visited us before? If yes, please describe the purpose of the visit ; i.e., outpatient visit or an annual physical? And about when was that?

2.どうなさいましたか？
2.What is your problem today?

3.いつからそのような症状がありますか？
3.How long have you had the symptoms?

4.最近、医者にかかったことがありますか？
4.Have you seen a doctor recently?

5.今なにか服んでいる薬がありますか？服んでいる場合、その薬の名前は？
5.Are you on any medication right now? If so, describe the name(s) of the medication.

6.アレルギーがありますか、あれば何に対するアレルギーですか？
6.Are you allergic to anything, including any type of medication? If so, please list it.

7.過去の入院や手術歴、その他何か気になる過去の病歴があれば、書きだしてください。
7.Please describe your past medical history, such as admissions, operations, unexpected reactions to medications or procedures, etc.

CHAPTER 2 血液検査 Blood tests

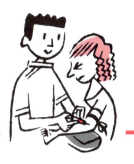

　現代医療の大きな特徴のひとつは、驚くほど血液検査が発達していることです。ほんの数 mL の血液から膨大な情報が得られ、それがまたある科学的事実を物語っているわけですので、診断情報としてとても大切なものです。

1 採血します

　さて、臨床検査技師は採血をしなくてはなりません。アメリカには、主に大病院の場合ですが、phlebotomist【フレボートミスト】といって、採血ばかり専門に行う臨床検査技師や看護師資格の人がいることがあります。彼らは毎日毎日、採血ばかりやっていますので、なかなかの採血の腕前があるようです。

　では、英語で「採血します。」というのは、どう言えばよいのでしょうか。なんでもお願いするときは、～ please. だと教えましたから、ここでも、Your blood, please. と言いますかね。多分、意味は通じるでしょう。でもこれは言い方やあなたの表情にもよりますが、下手すると「あんたの血をおくれ～」みたいな不気味な感じにもなりかねません。もう少し日常的な言い方はなんでしょうか。

　またもし、採血しそこなったときは、なんと言って謝ったり、言い訳したりしたらよいでしょう？　いくら英語が不得手でも、何も言わずにいきなり相手の腕をつかんで引き寄せ、駆血帯でしばりあげてプシュッ、英語がしゃべれないので代わりに愛想笑いをニコッとしたつもり、というのは最悪のパターンですね。あなたのニコッとしたつもりは、相手には残酷なサディストのニヤリとしか映らないかもしれません。恐怖感の強い人は、それだけで気が遠くなってしまって、失神騒ぎになってしまいます。

　こうした困ったことにならないように、次のような表現を覚えておきましょう。

Track 10　採血します。

① Miss Monaghan, may I **draw some blood**?
　モナハンさん、採血させていただいてよろしいですか？
② I would like to **take some blood**. Is that O.K.?
　採血したいのですが、よろしいでしょうか？

第Ⅰ編　実用会話編

15

③ We have to check your blood.
血液の検査をしなくてはならないのです。
④ We need to take a blood sample.
血液サンプルをとる必要があります。
⑤ You **need a blood test**. May I do it?
血液検査が必要です。やってもよろしいでしょうか？
⑥ Please let me draw some blood, madam.
奥さん、採血させていただきますよ。

解 説

- 「採血する」という言葉も上記のようにいろいろな言い回しがあります。そのいずれもありふれた表現ですが、もしひとつだけ覚えるなら、**to take some blood** というのが、最もおすすめです。

- to draw some blood というのと、to take some blood という言い方の違いは、前者が少し病院くさいというか、ちょっとだけ専門家みたいな感じに響きます。というのは、前者は英語が母国語の方でも、「ん、血を描く？ いやいや、状況から採血するということだ。」と一瞬、考えが滞ることがあるからです。

- 次に、blood についてですが、your blood とするか、some blood とするか、これもなかなか奥の深いむずかしい選択です。結論から言うと、**some** のほうがよいのです。というのは、your blood というと、なんだか全部の血を抜かれてしまうような、不気味な感じを与えかねないからです。すると、May I draw your blood? と聞かれると、How much? A pint? An armful?（で、どのくらい？ 1パイント？ それとも、腕の分ぐらい？）などと、聞き返される可能性が出てきます。もちろん、それは冗談で、そんな聞き返し方をする患者さんはいないでしょうが、少し変な英語であるという印象を与えます。

- ただ、検査するということになると、「他の誰のものでもない、あなたの血液を」検査します、ということになり、③のように to check your blood になるのです。

- 結局は命令しているのですが、①②⑤のように、同意を求める疑問文の形を利用して表現すると、丁寧な感じになります。まず、このような質問に対して No と答える方はいません。もし、No という人がいたら、それはよっぽどの変人か、よっぽどの理由がある場合です。

- ①のように個人名や、⑥のように「奥さん」みたいな呼びかけをつけるのは、とても相手を尊重している気分を伝える効果があります。できるだけ、個人名をカルテから読み取り、なるべく多用するのが、親切な感じを与えます。名前は姓を呼ぶのが普通です。知り合いの方とか、年少者にはファースト・ネームで呼びかけてもよいでしょう。初対面の成人の方に、いきなりメアリーだのトムだのと言

うことは決してありません。

2　問診のいろいろ

　問診は本来、医師のやるべき仕事ですが、そうはいっても臨床検査技師としてもいくつか実務的な問診をすることは単に望ましいだけではありません。避けられるトラブルにいろいろな局面でチェックを入れることにより、医療機関として、総合的なメディカル・リスク・マネジメントを心がけることは今後ますます大切になってくるものと思われます。次に、採血の場で使える質問をまとめてみましょう。

Track 11　採血時の問診のいろいろ

① Have you (ever) experienced 〜?
　〜の経験がありますか？

② 〜 when your blood was drawn
　採血時に

③ any bad reaction to 〜
　〜にかぶれる（などの好ましくない反応を起こすこと）

④ dizziness, giddiness
　めまい、気分不良

⑤ fainting
　気を失うこと、気を失いそうになること、気分不良

⑥ Have you ever felt like 〜?
　〜しそうになったことがありますか？

⑦ Have you experienced any bad reaction to alcohol pads before?
　以前、アルコール綿で皮膚がかぶれたことがありますか？

⑧ Any skin rash due to this before?
　これで皮膚がかぶれたこと、ありますか？

⑨ Any skin rash from alcohol pads before?
　以前、アルコール綿で皮膚がかぶれたことがありますか？

⑩ Have you ever experienced dizziness when your blood was drawn?
　採血の時に気分が悪くなったことがありますか？

⑪ Have you ever experienced fainting during a blood test?
　同上（どちらかといえば、失神感を伴うような気分不良を示唆する場合）

⑫ Have you ever felt like fainting when your blood was drawn?
　採血中に、気を失いそうな気分になったことがありますか？

⑬ Have you ever felt like vomiting when you had a blood test?
　血液検査で吐きそうになったことがありますか？

解　説

- 採血する際に最初に聞くことのひとつに、アルコール綿で皮膚を消毒するとあとでそこが真っ赤になる人がいますので、そうした体質かどうかを確認するということが考えられます。そうした時に⑦のような質問をします。あまり短い質問ではありませんが、文の構成要素①〜③を組み合わせて、ひとつの文にするとよいでしょう。

- アルコール綿（酒精綿）というのは英語でなんというのでしょうか？ Alcohol Prep. という商品があって、1回の使用分が駅弁のお手拭きのようにあらかじめ防水の袋に入れてあります。
　　この Prep. というのは、preparation の略ですが、「何かの目的のために準備されたもの」という原義があります。この場合には当然、皮膚をアルコール消毒するために準備されたもののことで、アルコール綿ということになります。ただ、この言葉は Band-Aid と同じように商品名であろうと思われます。しかし、バンドエイドほどには人々になじみがなく、何人かの一般のアメリカ人に尋ねてみたところ「知らない。医師や看護婦のあいだで使う特殊用語では？」と答えられました。一方、バンドエイドはもうほとんど一般名詞化してきており、bandaid, band-aid と小文字で書かれることもあります。

- では何と言うのが最もありふれているのでしょうか？ それは、いちいちアルコールと言わずに、**cotton**（わた）と言うか、**a pad**（脱脂綿やガーゼなどの当て物）という言葉、あるいはその合成で **a cotton pad** と言うのが普通です。

- しかし、採血の場でアルコール綿で何か皮膚炎を起こしたことがあるかどうかを質問するには、単に cotton や pad では、「綿」や「当て物」の物質そのものに対するアレルギーを尋ねていることになりますので、やはり、alcohol pad というのが普通でしょう。ところが、pad という言葉は数えられる名詞なので、一般論で上記のような状況において使うとすると an alcohol pad となり、発音は【ア・ナルコホウ・ペアッド】となりますから、日本人にはかなりつらい発音になります。その場合、alcohol pads と複数形にするのも賢い方法です。

- もっと短い文で言いたい場合には、**Any bad reaction to this, before?** とか、⑧のように言ってアルコール綿を示すこともよいのではないでしょうか。いろいろな表現のなかでひとつだけ覚えるなら、これがよいでしょう。

- 採血時に「気分が悪くなる」という状況は、医学的に言えばいわゆる1次ショックあるいは迷走神経反射といわれるもので、血圧が下がっている状態です。それで、症状としては真っ青になるとか、冷や汗が出るとか、吐きそうになるとか、目の前が暗くなる、ふらふらするといったことが起こります。神経質な方や、虚弱・無力体質に起こりやすい現象です。そのどの症状を示唆するかによって、表現は上記のようにいろいろ考えられます。

- 皆さんは吐き気というと nausea【ノーズィア】という言葉を知っておいでかもしれませんね。その派生語の形容詞に nauseous【ノーシャス】という単語があり、アメリカ英語ですが、いわゆる「むかつく」「むかむかする」の意味で、わりと使われることがあります。

   (例) I feel nauseous and weak.　　むかむかする。はきけがする。

- では、こういう質問をして、もし Yes と答えられたら、どうするか？ それは臥位になってもらって、採血することです。できれば、下肢を少し挙上すると、なおよいでしょう。そこでたとえば、

   O.K., sir. Then please lie on your back here on the bed. You'll be all right that way. Don't be afraid, I am pretty good at drawing blood. But just in case you feel dizzy, please tell me. I'll call a doctor right away.

   そうですか。ではここのベッドに仰向けに寝てください。こうすれば大丈夫でしょう。あんまりこわがらないで、わたしは採血はそこそこ上手ですから。でも万が一、気分が悪いようならおっしゃってください。すぐに先生を呼んできますから。

   と言えればパーフェクトですが…。

- 日本人の場合、ある種の謙譲の意味で、自分のことを「採血が上手だ」などとは決して言いませんが、アメリカ人の場合、うぬぼれではなく患者さんを安心させるために平気で「自分は〜が上手だ」とか、「〜のエキスパート」だなんてことを言います。どっちがおくゆかしいかといえば、謙譲のほうでしょうが、自分が採血される立場になったら、何も言わずブスッと刺されるより、口先だけかもしれないけれど「エキスパート」と言ってもらったほうが患者さんの心理としては安心するのではないでしょうか。みなさんはどう思われます？

3　採血の準備、そして採血

まず、腕を出してもらうことから始まり、駆血帯を巻き注射針を刺して採血します。その間、あまりベラベラ無駄口をきくのもいかがなものかと思いますが、ひとこと、ふたこと、言葉をかけてあげられれば相手もリラックスして気持ちよく採血を受けられるでしょう。

Track 12

① Your arm, please.
   腕を出してください。
② Please give me your arm.
   同上

③ Please hold out your arm.
   腕を伸ばしてください。

④ Please roll up your sleeve.
   そでをまくり上げてください。

⑤ Let me put a **tourniquet** around your arm.
   駆血帯を巻きます。

⑥ **Please do it like this.**
   こういうふうにしてください。

⑦ Please make a firm fist.
   しっかりこぶしを握ってください。

⑧ Please clench your fist.
   同上

⑨ Please squeeze your hand.
   同上

⑩ Please pump your hand.
   手を、握ったり開いたりしてください。

⑪ Let me prick your ear lobe.
   耳たぶをチクッと刺しますよ。

⑫ O.K. That's it.
   よろしいですよ。おしまいです。

⑬ Are you all right? It's done.
   大丈夫でした？ これでおしまいです。

⑭ Finished! Did it hurt?
   終わりました。痛かったですか？

⑮ All right, were you scared?
   よろしいですよ。怖かったですか。

⑯ Please do not rub it. Just press down on the cotton for a few minutes.
   もまないでください。2〜3分間、このアルコール綿で押さえておいてください。

⑰ I'm sorry. I missed the vein. Let's try again.
   ごめんなさい。静脈を刺しそこねました。もう一度やってみましょう。

⑱ Now please go back to your doctor.
   では、ドクターのところにお戻りください。

⑲ Please be seated here and wait for a moment.
   ここでお掛けになって、しばらくお待ちください。

⑳ I'll be right back.
   （すぐ戻りますので、）ちょっと待ってください。

解 説　・日本語では「手」と「腕」があまり厳密に区別されないで使われますが、英語ではhandとarmはきちんと区別しましょう。常識的に採血部位となる肘部を出してもらうにはarmというべきで、うっかり「handを出してください。」と言った

場合には、手の甲からでも採血するつもりなのかと、けげんな顔をされかねません。

・tourniquet の発音は【トアニケットまたはタアーニキ】

・⑥の表現はとても汎用性の高い表現です。ほとんどの行動命令はこれひとつで用が済むと言っても過言ではないでしょう。

・針を刺す前には「準備 OK?」とか、何か声をかけましょう。

・採血の失敗は日本人相手でも相当ばつの悪いことですが、外国人相手ではなおさらのことでしょう。でも、あんまり謝りすぎるのも考えものです。⑰程度にさらっと言うのがよいでしょう。これでは、申し訳ないとか、誠実味に欠けると思う人もいるかと思いますが、この程度で十分丁寧で、誠実なのです。

・採血が終了したら、サンプルを持ち去ってあとは知らん顔というのも、不親切ですね。意外に受診者は次に何をしたらいいのか、途方にくれていることが多いものです。どうしたらいいのか、たとえば⑱⑲⑳のように一言アドバイスしてあげましょう。

CHAPTER 3 尿検査 Urine test

1 尿検査をします

いろいろな言い回しが可能ですが、尿検査というのは英語でなんでしょうか？もっとも簡単に **a urine test**【ア・**ユア**リン・テスト】と言いましょう。あなたのお小水というときは your urine ですから、【ヨア・**ユア**リン】と発音しましょう。「弱々淋」と覚えてもいいでしょう。その尿を「検査する」という動詞は check でもいいし、test でも examine でもほぼ同じ意味合いで使えます。

尿検査には urinalysis という urine と analysis（分析）から合成した用語もありますが、【ユアリ**ナー**リシス】という発音をそこそこに正しく発音できる日本人は多くはないと思います。別段、格別にむずかしい言葉ではないのですが、アメリカ人でも素人は使わないレベルの医学用語です。

Track 13

① We need a urine test.
尿検査が必要です。

② We need to check (examine, test) your urine.
同上

③ I am going to check (examine, test) your urine.
尿検査が必要です。

④ I would like to test your urine.
同上（より丁寧な言い方）

⑤ Your doctor ordered a urine test.
尿検査（検尿）のオーダーが出てます。

⑥ Dr. Tanaka directed a urine test.
田中先生が尿検査を指示されました。

⑦ A urine test has been ordered.
尿検査がオーダーされています。

⑧ … so we are going to do it.
それでは（尿検査を）やりましょうか。

⑨ Mrs. Clark, we are going to do a urine test.
クラークさん、尿検査をいたしましょう。

⑩ Mr. Walker, we would like to give you a urine test.
ウォーカーさん、尿検査を行いたいのです。

2　生理中ですか？

　　生理中に尿検査をしても、尿潜血陽性となるのは当然ですので、一般にはこの検査は後日に回すか、中止することも多いと思われます。もっとも、糖尿病とか腎不全、あるいは尿路系の悪性腫瘍を疑うようなケースでは、省略しないかもしれません。いずれにしろそういった判断は医師の仕事ですが、臨床検査技師としては現在生理中かどうかは一応確認をして、必要に応じて医師にそのことを伝えなければなりません。

　　この種の問診はなんとなく聞きにくいものですが、一方では日常的に聞くべき質問であることも事実です。ですから、しっかりしたプロ意識を持って、いつでもさらりと聞けるように常日頃から練習しておくことが必要です。

Track 14

① **Are you having your period today?**
今日は生理中ですか？

② **Are you menstruating today?**
同上

③ **If so, let me tell your doctor about it.**
もしそうなら、先生にそのことを伝えてみましょう。

④ **If so, let me ask your doctor if he needs the test.**
もしそうなら、先生に検査が必要かどうか質問してみましょう。

⑤ **If so, your doctor will probably cancel the urine test.**
もしそうなら、たぶん先生は尿検査はしないんじゃないかと思いますよ。

⑥ **If so, it may not be proper to test your urine today.**
もしそうなら、きょう尿検査するのは適当じゃありませんね。

⑦ **If so, we won't do the urine test today.**
もしそうなら、きょうは尿検査はしません。

⑧ **Let me check with your doctor**　（⑨に続く）
先生に確認をとってみましょう。

⑨ **to see if he needs the test by all means.**
どうしてもこの検査が必要かどうか、…

⑩ **One moment, please.**
ちょっと待ってください。

⑪ I'll be right back.
　ちょっと待ってください。（ただし、出かけてすぐ戻ってくるというニュアンスでいう）

解　説

・生理のことを正確にいうとしたら、menstruation【メンスツル**エ**ーション】とか、menses【メンシーズ】ということになるでしょうが、日本語でもあまり、「月経」と言わずに「生理」などとぼかして言うように、英語でもいわば「月のもの」的な言い方をして、period という言い方が最も中性的で無難な単語として好まれています。そこで「生理中ですか？」という質問は❶のように言うのが自然です。どうしてここで your period と言うのか、一般語として a period と言ってはどうなのでしょうか。実は、それも英語文法的には正しいのですが、結局は使用頻度の問題として、your period とすることのほうが多いのです。確かにそう言うほうが、何かプライベートな出来事のようにも聞こえるし、相手をおもんぱかっている印象も受けますね。

・「〜中」＝ during 〜 だからといって、Are you during a period? などと言ってはいけません。それは、「私は勉強中です。」というのを I am during study. とは言わないのと同じで、I am studying now. とか、She is having her period. というふうに現在進行形で表すのがまともな英語です。during を使うとして、たとえば、She becomes irritated during her periods.（彼女は生理の時はイライラする。）みたいな使い方は正しいのです。

・さて、生理中かどうかの質問をして、答えがノーなら、O.K., then … と言って次の採尿の指示に話を移せばよいのですが、答えがイエスの場合、いろいろな対応がありえますので、それを❸〜⑪に示してみました。いくつかのパターンを覚えて素早くスマートに対応するようにしましょう。このなかでひとつだけ覚えるとしたら、❽がおすすめです。とても汎用性があり、便利な言葉です。何をチェックするのか、誰に相談するのか、まぁそれはどうでもよくて、とりあえず Let me check … と、こうつぶやけば、しばらくは相手を待たせてもいいでしょう。

・相手を待たせるとき、忍者のようにプイといなくなってしまう人がいますが、あれはいただけません。日本人に対してもそうです。やはり、何か一言あってしかるべきです。
　　「**ちょっと、お待ちください。**」という一言を言えるように習慣づけたいものです。英語でなら、Please wait. でも、悪くはないでしょうが、もう少し自然な日常会話としては⑩のような短い時間を表す言い方がたくさんあります。類似の言い方として、Just a moment. Just a minute. Just a second. Just a few minutes. Just a while. などのように、Just をつけることも多くみかけます。そのあとに「魔法の言葉」**please** を付け加えたら、立派な紳士・淑女の礼儀作法にかなう言い方になります。忍者のようにその場からしばらくドロンする場合には、⑪の言い方が適切です。

3　採尿の指示

　それではいよいよ、採尿の指示をします。お小水を「とる」というときは、take でもよいでしょうが、**collect** というのが最もふさわしい動詞です。また、「排尿する」というのは、その日本語もそうであるように格式ばった表現で、医療機関で用いて最も無難なのは、urinate【ユアラネイト】という自動詞がおすすめです。また、「排尿」という名詞はその名詞形 urination【ユリネイション】が適切です。

　「お小水」に相当する上品な言葉が英語にあるわけではありませんが、ちゃんとした大人の会話で使用しても問題のない「尿」に相当する英語は、前から出てきている urine という単語です。そしてこの単語を用いた to pass urine や、to void urine という言い方も「排尿する」の意味でごく普通に使われます。ただ、さらにもう1ランク下げると urine の代わりに water となり、to pass water と言うと、婉曲に言う分、少し日常的というか、野卑になりかかっているというか、たとえば日本語で「小便をする」というくらいのニュアンスになってきます。

　下品とされている単語でも知っていたほうがいいのは piss という単語で、これはいわば「しょん便」レベルの言葉ですから、知っていても使わないこと。日本の有名なカルピスという乳酸菌飲料は外国人には「牛のしょん便」を想い起こさせるという話を聞いたことがあります。

Track 15　🔊

① Please go to the rest room to **collect your urine**.
　トイレに行ってお小水をとってください。

② Please collect your urine in this paper cup.
　この紙コップにお小水をとってください。

③ Up to this level.
　このぐらいのところまで、（紙コップの採尿の線を指差している）

④ To halfway.
　（容器の）なかほどまで、

⑤ Please collect **midstream** urine.
　中間尿をとってください。

⑥ Please collect your urine in the middle part of urination.
　排尿の途中の尿を（つまり中間尿を）とってください。

⑦ To take midstream urine, 〜
　中間尿のとり方は、〜

⑧ you pass urine just a while and then hold it back,　（⑦に続けて）
　ちょっとの間、排尿して、そこで一度止めて、〜

⑨ and then you restart urination to collect it.　（⑧に続けて）
　そこで排尿を再開して、採尿するのです。

⑩ If you don't feel like passing urine right now, ～
もし今、お小水が出そうにないなら、～

⑪ you may take your time. （⑦や⑩に続けて）
時間をかけてもいいですよ。

⑫ We may wait a while until you feel you are ready. （⑦や⑩に続けて）
もう大丈夫という時まで、待ってもよろしいですよ。

⑬ And please put this lid on top of the cup like this.
こういうふうに、蓋をしてください。

⑭ Please place the cup on the shelf beside you in the restroom.
尿コップはトイレの中のわきの棚に置いてください。

⑮ Please place your urine in the blue box beside the door.
お小水はドアの近くの青いボックスの中に置いてください。

⑯ Please bring it back to me.
それ（お小水）は、私に持ってきてください。

⑰ Please give it to the lab there.
それはあそこの検査室に渡してください。

⑱ Are you on any medication?
何か薬を服用してますか？

CHAPTER 4 便検査 Stool test

1 便検査をします

　最近は、外来で便検査をすることは少なくなってきています。お小水と同じく、なんとなく敬遠したくなる分野のサンプルですが、それだけになおさら、きちんと言えるようにしておきましょう。

Track 16

① We need a stool test.
便検査をする必要があります。
② We need to check (examine, test) your stool.
同上
③ We need a stool sample.
同上（あなたの便の検体が必要です。）
④ Would you bring a stool sample on your next visit?
次回の来院時に便を持って来てくださいますか。
⑤ Let me show you how to use the kit for a stool test.
便検査用のキットの使い方を教えましょう。
⑥ You place your stool on a piece of paper.
あなたの便を紙の上にとってください。
⑦ Then try to take a small amount of stool like this.
そこでこういうふうにして便を少し採取してください。
⑧ Please put about a peanut-size amount of your stool in the box.
ピーナッツぐらいの大きさの便をとって、箱に入れてください。
⑨ We need just a small amount of your stool around the stick.
棒の周りにほんの少しだけ便をとってください。
⑩ BM, bowel movement, stool(s), feces
（いずれも「便」を意味する単語です）

解説　・便検査をする必要のあることは、①②③のように採尿の指示と同じパターンで表現できます。「便」を意味する単語は⑩に示したようなことになりますが、stools あるいは feces といずれも複数で取り扱うことが英語の慣習ですから、この点は

あまりなぜだろうと疑問を持たず、そういうものなんだと覚えてしまいましょう。
　ところで、名詞を形容詞的に使うときには、複数形も単数形に戻すという原則があります。たとえば、He is five years old. は、He is a five year old boy. となるのです。同じく、「便の検査」というときは、a stool test, two stool tests と、stool は単数形にします。ところが feces については常に複数形で使う習慣になっているため a fece test といった使い方は決してしないのです。

- 便についても卑語があり、その多くは皆さんは知らないほうがよいのですが、使わなくても知っていて当然という単語として、shit というのがあります。日本語の「くそ」というのが相当しますが、これを間投詞として「くそっ！」というとき英語でも全く同じように Shit! と言います。映画や歌のなかで割と頻々と使われるので知っていて当然ではありますが、紳士・淑女には禁句です。わたしはかつて可愛らしい女子高校生がなんと Bull shit! とのたまうのを聞いて唖然としたことがあります。

2　肛門からの糞便検体の採取

　今般の臨床検査技師の業務範囲拡大に伴い、「綿棒を用いて肛門から糞便を採取すること」が可能になりました。実際問題として、臨床現場で検査技師によってこの「綿棒を用いて肛門から糞便を採取する」行為が外国人受診者に対して頻繁に行われるものとは思われませんが、わが国の国際化の流れに鑑み、基礎的な関連英語表現を学びましょう。
　この検査では次の5項目が臨床検査技師のスキルとして学習の到達目標になっています。
　　Ⅰ．検査を受ける患者心理に配慮した接遇について説明できること。
　　Ⅱ．肛門とその周囲及び下部消化管に関する解剖を説明できること。
　　Ⅲ．安全に検体を採取するための患者姿勢について説明できること。
　　Ⅳ．検体採取における知識を備えること（疾病や患部の特性、適切な器具）。
　　Ⅴ．感染管理・医療安全対策について理解し、正しく実践できること。

　なかなか難しい到達目標を課されていますが、本書では実務的で簡便を第一に、英語表現を例示したいと思います。

Track 17

① May I take a stool sample from you?
便検査をやってもよろしいでしょうか？
② We need to take a stool sample from you by applying a cotton swab into your anus.
肛門から綿棒を入れて便の試料を採取します。

③ May I do that?
   やってもよろしいでしょうか？
④ Is that all right with you?
   問題ありませんか？
⑤ If you wish to refuse this test, just tell me that you do not agree to the procedure.
   どうしてもイヤなら、この手技には反対したいと仰ってください。
⑥ O.K., if you agree to the procedure, please pull down your pants and underwear, and then lie down on your left side.
   OK、では賛同いただけたら、ズボンと下着を下げて左側を下に横になってください。
⑦ Please bend your trunk and knees.
   体と膝を曲げてください。
⑧ And please look toward your navel, so that your position becomes slightly "rounded".
   そしておヘソをのぞくようにして、丸くなってください。
⑨ Don't be afraid. Please just relax.
   怖がらなくても大丈夫ですよ。リラックスなさってください。
⑩ Please don't constrict your anus.
   肛門に力を入れないでください。

CHAPTER 5 心電図検査
Electrocardiogram

　心電図は electrocardiogram【イレクトロウ**カア**ディオグラム】と言いますが、長い単語なので通常は ECG と略語で言います。また、この語に限ってどういうわけか、ドイツ式に EKG と言うこともしばしば見かけます。ただしその場合でも、エーカーゲーとは言わず、イーケージーと言います。いずれの習慣も日本での習慣と全く同じです。以下、ここではすべて ECG で統一することにします。

　心電計は electrocardiogragh【イレクトロウ**カア**ディオグラフ】と言います。これも、ECG machine とか、単に ECG と言って済ますことのほうが普通です。また、電極は electrode で、誘導は lead です。

1　心電図検査を始める前に

Track 18

① Let's **take** an ECG.
　心電図をとりましょう。

② Do you know what an ECG is?
　心電図ってご存知ですか？

③ It's a safe, painless test to check your heart beat.
　安全で痛くない検査で、あなたの心臓の拍動をチェックするものです。

④ May I ask you **to take off** your shirt and socks?
　シャツと靴下を脱いでください。

⑤ Please take off your clothes **from the waist up**.
　上半身、はだかになってください。

⑥ Will you **lie down** here **on your back**, please?
　ここに仰向けに寝てください。

⑦ Please take off your pants and shoes, too.
　ズボンも靴も脱いでください。

⑧ Please put your clothes in this basket.
　衣類はこのバスケットの中に置いてください。

⑨ Let me take care of your clothes and watch.
　衣類と時計はおあずかりしましょう。

⑩ Please take off your stockings, too.
ストッキングもお取りください。

解説

・心電図を「とる」、写真を「とる」この両方ともたまたま日本語でも英語でも「とる」あるいは、to take と言いますが、この動詞の用法自体イディオムなのです。もし、ここで to do という動詞を使うとすると、たぶん Let me do an ECG test with you. のような、間違いではないにしてもとてもぎこちない英語になってしまいます。

「さあ、心電図をとりましょう。」と、相手にうながすにはいろいろな言い回しがありますが、**Let's take ～** というのは簡単で便利な表現です。そのほかには、④⑤⑥のように婉曲な命令を使う手もあります。たとえば、

（例）May I take an ECG, madam?
　　　奥さん、心電図をとってもよろしいですか？

Please let me take an ECG, sir.
だんなさん、心電図をとらせてください。

I would like to take an ECG.
心電図をとりたいのですが…。

解説

・心電図をとるには上半身はだかになってもらう必要があります。また、ズボンや靴下、それにもちろん靴もその前に脱いでもらう必要がありますね。外国人はしばしば靴を履いたままベッドに寝ることがありますので、しっかりこうした物を脱いでもらう表現を覚えておきましょう。

衣類は最も一般に clothes【ク**ロウ**ザズ】と言います。日本人はこの単語の最後を明確に発音しないで呑みこんでしまいがちになりますので、最後のザズまでしっかり発音しましょう。

・上半身はだかになってもらうのは⑤のように表現しますが、下半身はだかの場合には同様に to take off your clothes from the waist down と言います。あるいは、最後の down は、below といっても同じです。さらに、to take off は to undress で置き換えることも可能です。ただ、より正確にこちらの意図を伝えようと思ったら、except for (your) underwear（下着は除いて）を付け加えないと、パンツまで脱ぐ患者さんもいらっしゃるので、気をつけましょう。

Track 19　下半身はだかになってもらう（下着は除いて）場合

① Please take off your clothes from the waist down, except for your underwear.
② Please take your clothes off from the waist down, except for your underwear.
③ Please undress completely except for your underwear.

2　電極の装着と記録

患者さんにベッドに横になってもらって、次は電極をとりつける段取りになります。この段階ではもうあまり話しかけなくてもよいでしょうが、いろいろありえそうな状況を想定して例文を考えてみましょう。

Track 20

① Now let me put (place, set) the electrodes on you.
では電極を付けますよ。
② Now I will put these electrodes on your chest, wrists, and ankles.
胸と両手足に電極をつけます。
③ This patch may be a bit cold.
このパッチはちょっと冷たいですよ。
④ Now I want to start recording, so please do not move.
では記録します、動かないでください。
⑤ Please relax; otherwise the ECG may pick up some noise.
リラックスしてください、心電図にノイズを拾いますので…。
⑥ Please relax and don't move.
リラックスして、動かないようにしてください。
⑦ The first recording was not good enough.
さっきとった心電図はちょっとよくとれていませんね。
⑧ One of the electrodes seems to have come off.
電極が1カ所外れているみたいですね。
⑨ Let me take it once more.
もう一度とり直しします。
⑩ Will you hold your breath for just a short time?
ちょっと、息を止めてください。

3　負荷心電図　その1

Track 21

① We are going take **an exercise ECG**.
負荷心電図をとります。

② For the excercise ECG, we are going to take the ECG recording during and after excercise.
負荷心電図というのは運動中とその後の記録をするものです。

③ It is a kind of stress test(ing).
ある種のストレス・テストです。

④ In our clinic, we put you on a treadmill.
ここではトレッドミルをやっています。

⑤ This is the treadmill.
これがそのトレッドミル（というもの）です。

⑥ Please step up to this position.
このところまで入ってください。

⑦ Please hold this handle during the test.
テスト中、このハンドルをつかんでいてください。

⑧ Are you ready? The belt will start moving.
準備はよろしいですか？ ではベルトが動き始めますよ。

⑨ Please **keep on walking** at the same pace as **the moving belt**.
ベルトの動きと同じペースで歩き続けてください。

⑩ The machine will speed up.
だんだんスピードアップしますよ。

⑪ Please **keep up with** the moving belt.
ベルトのスピードについていってください。

⑫ The treadmill will tilt to give you more stress.
ベルトが傾斜して、きつくなってきますよ。

⑬ This stationary bike is called an ergometer.
この固定式の自転車はエルゴメーターというものです。

⑭ Please get on the bike and start pedaling.
自転車に乗って、こぎ始めてください。

⑮ It should be easy now.
今のところ簡単でしょう。

⑯ The pedals will get heavier and heavier.
徐々にペダルが重くなってきますよ。

⑰ Would you like to give up, or are you still all right?
そろそろ限界ですか、それとも大丈夫ですか？

⑱ We are going to conduct the Master double-step test.
マスターの2階段昇降試験をします。

⑲ Please walk up and down these two steps.
この階段を2段、上って下りてください。

⑳ Then please turn around and repeat the process.
そしたら回れ右して、同じ運動をくりかえすのです。

解　説

- 負荷心電図に相当する表現は、an excercise ECG といいます。一方、安静時心電図は、a resting ECG です。「負荷心電図を行うこと」を意味する場合には、excercise testing とか、stress testing と言います。以前はマスターの2階段昇降テストしか方法がなかったのですが、今ではほとんどの施設でトレッドミルかエルゴメーターを使っています。ergometer の発音は【エア**ガ**ミター】です。〜 meter という単語はすべてその直前にアクセントが置かれるということを覚えておきましょう。たとえば、thermometer【サ**マ**ミター】（温度計）、speedometer【スピ**ダ**ミター】（スピードメーター）といった具合です。

4　負荷心電図　その2

　ご存知のように、負荷心電図は潜在する心疾患を運動負荷することによって顕在化させることが検査の主眼である以上、時と場合によっては危険な不整脈や心筋梗塞すら検査中に誘発しないとはかぎりません。ですから、被検者によくその検査の意味を理解してもらい、検査の最中になんらかの症状が感じられたら、ためらわず臨床検査技師もしくは立ち会いの医師にそのことを告げるように説明しておくことが大切です。そのために必要な会話をここで学習しておきましょう。

Track 22

① Have you ever had any chest pain before?
　以前に胸が痛くなったことがありますか？

② As you excercise, your heart has to pump more blood.
　運動すると、心臓は血液をもっと送り出さなくてはなりません。

③ As your heart works harder, it may reach its functional limits.
　心臓の仕事量が増えると、限界に達してしまうことがあります。

④ You may experience heart problems.
　心臓の問題を経験することになるかもしれません。

⑤ If you feel any chest pain, dizziness, palpitation, or shortness of breath, 〜
　胸痛、クラクラする感じ、動悸、息切れ、などなど、もし感じたら、〜

⑥ If **something is wrong**, 〜
　なにか気分が悪いときには、〜

⑦ please **don't hesitate to** tell me.　（⑤⑥に続けて）
　ご遠慮なくおっしゃってください。

⑧ We are closely **monitoring** your heart beat, so don't worry too much.
　心臓の様子はしっかりモニターしていますので、あまりご心配なさらないように。

⑨ Are you all right?
　大丈夫ですか？

⑩ Let's **take a break**.
ここらで休止しましょう。
⑪ That's enough.
もういいでしょう。
⑫ Please take a rest and relax.
では休んで、落ち着きましょうか。

解 説
・dizziness　気分不良、めまい感

・palpitation【ペアルプ**テイ**シャン】　動悸

・「遠慮しないで」というのは、don't hesitate to ～ もしくは、feel free to ～ という言い方がよく使われます。

5　ホルター心電図

Track 23

① We would like to take a Holter ECG.
ホルター心電図をとりましょう。
② This is a 24-hour recording of your heart beat.
これはあなたの心拍を 24 時間記録するものです。
③ Your heart beats will be monitored for 24 hours.
あなたの心拍を 24 時間モニターするのです。
④ Here's a monitor that **keeps track of** your ECG.
このレコーダーがあなたの心電図を記録します。
⑤ Please take this sheet and **keep a record of** your activity from now on.
この用紙をお持ちになって、これからのあなたの行動を記録してください。
⑥ If you experience any chest pain, please write down the time and describe what you were doing then.
胸の痛みを感じたら時刻を記入して、その時に何をしていたか書き留めてください。
⑦ For instance, if you experience chest pain at 6 o'clock while walking, ～
たとえば、6 時に歩行中、胸の痛みをおぼえたら、～
⑧ please **fill in** this space with "6:00" and in the next blank with "walking".（⑦に続けて）
この欄に"6：00"と記入して、その次の欄には"歩行中"と書くのです。
⑨ You may do anything you would like to do, just as on an ordinary day.
普通の日と同じように、何をやってもかまいません。
⑩ But please do not take a bath or a shower, of course.
しかし、もちろんお風呂やシャワーはいけません。

⑪ Just in case an electrode should come off, please replace it with this extra.
万一、電極がはがれたら、この予備電極を貼り替えてください。

⑫ If you feel chest pain or discomfort, press this button to record the event.
もし、胸痛や胸苦しさをおぼえたら、このボタンを押してその出来事を記録します。

⑬ Please take off your clothes from the waist up.
上半身、はだかになってください。（既出）

⑭ Let me set the electrodes.
電極を貼らせていただきます。（既出）

⑮ Please come back again tomorrow morning (afternoon) around this time.
明日の午前中（午後）のこの時間にまた来院してください。

⑯ Please **refer to** the pamphlet **for more information**.
折り込みの注意事項をお読みください。（詳細はチラシをご覧ください。）

On the following day:
翌日：

⑰ It takes about a week to analyze the entire recording.
全記録の解析には約1週間かかります。

⑱ Did you notice any chest discomfort during the past 24 hours?
この24時間で、何か胸痛とか胸苦しさとかに気づかれましたか？

⑲ Did you push the event button at that time?
その時、イベント・ボタンを押しましたか？

⑳ Your notes, please.
記録用紙をください。

CHAPTER 6 超音波検査
Ultrasound

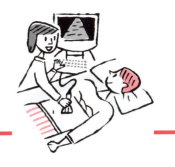

　超音波検査はわが国では医師も行いますが、アメリカではもっぱら臨床検査技師が行うことが普通です。この技術は近年長足の発展を遂げてきており、画像診断の醍醐味を味わわせてもくれる分野です。つまり、ベテランのよく勉強した臨床検査技師の持つ技術は医師同等、あるいはそれ以上にさえ高く評価され、いわばほとんど医師の判断を代行するまでになっていると言えましょう。この検査が心電図などと決定的に違うのは、リアルタイムで画像を観察している人が一番活きのよい情報を持っており、それゆえ責任も大きいということです。技師の技量が、正に問われているわけですね。

　超音波検査というのは通常、冠詞も付けずに単純に ultrasound【アルトラサウンド】というのが最も普通です。ただ、この言葉は厳密には「超音波」そのものの意味ですから「超音波を使った検査」ではないのです。しかし、日本でも「超音波を使った検査」の意味で「超音波をしましょう」とか「超音波で腫瘍を見つけた」などと言うように、「超音波」という言葉はその後の「検査」を周知のこととして省略してしまって、日常的に使用してなんら支障がないわけです。

　一方、正確に超音波検査ということもしばしばあるように、英語でも an ultrasound test とか an ultrasound study ということもしばしばです。そのほかに、超音波のことを日本語でもそう言うように、口語的に echo という単純な言葉で代用することも全く正しい英語です。また少しむずかしい単語として ultrasonogram【アルトラソノオグラム】、ultrasonograghy【アルトラソノオグラフィ】も超音波検査の意味で使われます。

　このようないろいろな言葉の難易度に応じて、それを行う人（医師・技師）の呼び方も正に呼応して変化するのです。次の表を見て整理しておきましょう。

	口語的	標準的	ややむずかしい
超　音　波	echo	ultrasound	―
超 音 波 検 査	echo test	ultrasound（test）	ultrasonographic test
超 音 波 像	echogram	（ultrasound）	ultrasonogram
超音波検査士	echoist	ultrasound technician	ultrasonographer
超音波診断装置	echo machine	ultrasound machine	ultrasonographic equipment

1　超音波検査を始める前に

　超音波を行うに当たっては、言わば、医師の代行を行っているわけですし、責任も重いものがあります。また患者さんも、時にはあなたのことを医師と勘違いしていることもあります。ですから、採尿や採血とはひとあじ違った、きちんとした態度や言葉使いを心がけて被検者の信頼を得なければなりません。あまりいろいろとおしゃべりする必要はありませんが、まずあいさつぐらいはして、簡単に超音波検査とは何か説明するように心がけたいものです。

Track 24

① Hi, I am Miss Sato, your ultrasound technician.
　わたしは超音波検査士の佐藤です。

② Let us do an ultrasound test.
　超音波検査をやりましょう。

③ We are going to perform an echo test.
　同上（エコー検査をします。）

④ Let me take an echogram of your abdomen.
　あなたの腹部エコーをとりますよ。

⑤ I want to check your liver and gall bladder by ultrasound.
　超音波で肝臓と胆嚢を検査したいと思います。

⑥ Let me do an echo test of your heart.
　心臓のエコー検査をしましょう。

⑦ This test will take about twenty minutes.
　この検査は約20分かかります。

⑧ Ultrasound is a safe, harmless, and painless test.
　超音波は安全無害で痛くもない検査です。

⑨ So don't worry, and please relax.
　ですからご心配なく、リラックスしてください。

⑩ This machine generates ultrasound, which takes images of your body.
　この器械が超音波を発して、それがあなたの体の画像を写すのです。

⑪ This probe records echo signals from your body.
　このプローブ（探触子）でエコーの信号が記録されます。

⑫ The ultrasound echoes visually show the inner structure of your body.
　超音波のエコーがあなたの体の中の構造を描写するのです。

⑬ Please take off your clothes from the waist up.
　上半身、はだかになってください。

⑭ Please remove all your clothes except for your underwear.
　下着以外、全部お脱ぎください。

⑮ You don't have to take off your underwear.
下着は脱がなくてけっこうです。
⑯ Please lie down on your back here.
ここに仰向けに寝てください。
⑰ Please lie down on this examination table.
この検査台の上に寝てください。
⑱ The light will be turned down so that I can see the images better.
画像がよく見えるように明かりを落とします。
⑲ Did you skip your breakfast (lunch)?
朝（昼）食は抜いていますか？
⑳ When did you urinate last?
最後にお小水をされたのはいつでしょうか？

解説

- ①にあるように、**自分のことを紹介するときに姓を名乗る場合、原則として Mr. Mrs. Ms. Miss をつけます。**こういうのを尊称としてとらえて、自分のことを自分で「わたしは佐藤さんです。」というのは、日本語としては謙譲語を知らない幼稚な人物ととられますが、英語の習慣では決してそのようなことはありません。また、Dr. という尊称も全く傲慢ととられないで普通に用います。たしかに、病院なんかに電話するときに、This is Dr. Nishimoto calling.（こちらは西元ですが、…）という表現を日本でも使えたら、交換手や看護師さんに財テクの営業マンが電話してきた時のように、つっけんどんにされずに友人の医師に取り次いでもらえてさぞ便利なんだがなぁ、と嘆息をつくことがあります。ただ、尊称も Prof. 級になると、さすがに自分で自分につけるのはためらわれるようで、たいていの教授が単に Dr. を名乗られるように思います。

- ②③④⑥では母音の前の不定冠詞との連音形成に気をつけましょう。つまり、an echo test では【アネコウ・テスト】、an ultrasound test では、【ア**ナ**ルトラサウンド・テスト】と言えるように練習しておきましょう。

- ⑰では、ベッドと言わずにテーブルというところに留意してください。もちろん、ベッドでも表現としてはよろしいのですが、服は脱いでもらうわ、明かりを薄暗くするわで、妙な気を起こす不心得者の被検者もまれにはいらっしゃいますから、クールにテーブルと言ったほうが相手をまな板の鯉の心境にさせられてよろしいのではないでしょうか。ちなみに手術台も an operating table と言います。

- ⑱の **to turn down** というのは、「明かりを落とす」とか、ラジオなどの「音声のボリュームを落とす」という意味をとても簡潔に表現できる慣用句です。反対に、少し明るくするとか、ボリュームを上げるというのは、to turn up と言います。完全にスイッチをつけたり、切ったりするのは、to turn on と、to turn off あるいは to turn out と言うのです。また、on/off のことだけなら to switch on/off もよく使います。

（例）It's too dark to read the newspaper. Will you turn the light up a little bit?
暗すぎて新聞が読めないよ、ライトをもう少し明るくしておくれ。

The lamp is too bright for me to go to sleep. Turn it down, please.
僕にはランプが明るすぎて眠れないよ、もう少し暗くして…。

It's so dark inside. Please turn（switch）on the light.
中は真っ暗だ。ライトを点けてください。

Today's lesson is over. Turn（Switch）off all the lights when you leave.
きょうのレッスンはここまで、部屋を出る前に明かりは全部消して。

2 体位の指示

◆ 体位のとり方 －その1－

Track 25

① Please **lie down on your back** and just relax.
仰向けに寝て、リラックスしましょう。
② Please **lie on your stomach**.
腹ばいになりましょう。
③ Please **lie face down**.
うつぶせになりましょう。
④ That's good, sir（madam, Mr. Simons, etc.）.
それで、けっこうです。
⑤ No, that's no good. **Please do it like this**.
それじゃダメですねえ。こうしてください。
⑥ **As for** your arms, please do it like this.
腕については、こうしてください。
⑦ Please place your hands behind your head.
手は頭の後ろに回してください。
⑧ Please relax your muscles.
力を抜きましょう。
⑨ Please bend（flex）your knees a little bit.
少し膝を曲げてください。
⑩ Please stretch（extend）your knees.
膝を伸ばしてください。

解説

- 仰向けに寝るというのは②③と同じように、lie on your back と言ってもかまいません。ただ、down という副詞が余分につくことによって、立位の状態から臥位になるというニュアンスが出てきます。「腹ばい」と「うつぶせ」が実質上どう違うのか日本語の場合も英語の場合もわかりませんが、なんとなく腹部に注目しているか、顔に注目しているかのニュアンスの違いがあるようで、この点では両国語とも同じようで大変おもしろい一致だと思います。

- 受診者にある体位をとるように命じて、そのようになったら、あるいはそうならなかったら、黙っていないで、④のように、それでけっこうとか、⑤のように、それではダメとか、声をかけましょう。この場合にも文の最後に、sir や、madam をさりげなくくっつけることができるようになれば、たいしたものです。

- 口で言って相手に通じなければ、**奥の手は Do it like this, please.** です。極端な話、この魔法の言葉ひとつですべての体位の指示はできますね。ただ、なんとなく格好悪いのと、そこそこ疲れますが…。

◆ 体位のとり方 −その2−

Track 26

① Lie on your right side.
　右を下にしてください。

② Please lie on your left side, **facing the wall**.
　左下になって、壁のほうを向いてください。

③ Please lie on your right side, facing me.
　右下になって、私のほうに向いてください。

④ Please face to your left.
　左のほうに顔を向けてください。

⑤ Turn to the right, please.
　右に向いてください。

⑥ **Roll to your right**, please.
　右に回ってください。

⑦ **Turn to your left about halfway**, please.
　左に半分くらい向いてください。

⑧ Please roll just a little bit to your left.
　左にほんの少し回ってください。

⑨ Let me place the pillow（cushion, towel）under your back.
　背中に枕（クッション、タオル）を入れますよ。

⑩ Please **sit up about halfway**.
半分くらいまで身を起こしてください。

⑪ Please **sit up to about 60 degrees**.
60度くらいまで身を起こしてください。

⑫ Please **come up to a 60 degree position**.
60度の位置まで身を起こしてください。

⑬ Please **prop yourself up** with your arms.
手を後ろについて体を支えてください。

⑭ Please stand up here and jump several times.
ここにお立ちいただいて、2～3回ジャンプしてください。

⑮ I would like to see if the stone in your gall bladder moves around.
胆嚢内の石が動き回るかどうか見たいのです。

解説

- 左右どちらでも、横になるのは to lie on one's right（left）side で、この to lie on your ～ という表現は、今までにも何回か出てきたように、最も応用の広い言い回しです。この発音は「ライオンよお」と、動物園のライオンに呼びかけるつもりで、はっきり言うようにしましょう。

- to turn to the left と to turn to your left とを比較してどう違うのでしょうか？ おおまかには違いはないと言ってもよいのですが、前者の場合、検者の左方向へ向くのか、それとも被検者の左方向へ向くのか、ちょっとあいまいなところがあります。その点、後者のように to your left と明言すれば、誤解の入り込むすきはありません。

- 通常、臨床検査技師は被検者の右サイドに座りますから、被検者が左下になると検者の反対側（多くの施設では壁側）を向くことになり、右下では検者側を向くことになりますので、それを利用して②③のように、どっちを向くのか正確に指示するやり方もあります。

- to turn と to roll は、ほぼ同じ行動の指示になります。

- 少し斜めになった状態を指示するのは簡単ではありませんが、人体の縦軸に沿った回転⑦⑧と、腰あたりで屈曲する⑩⑪⑫の言い回しは覚えておくと便利でしょう。なお、上半身を臥位から身を起こせば誰だって手をついて体を支えますから、⑬のようなことは省略してもかまいません。

3 特定の超音波

Track 27

心エコー関連

① We need to put on (place) these ECG leads to monitor your heart beat.
心拍をモニターするために心電図の電極をとりつけます。

② I want to set up this small microphone on your chest.
この小さなマイクを胸に貼らせていただきたいと思います。

③ We can observe the real-time movements of your heart.
あなたの心臓の動きをその場で観察できるんです。

④ Please rest on your left side.
左を下にして横になってください。

⑤ This allows your heart to move away from the lung field.
心臓が胸郭から下垂してくるのです。

下腹部関連

⑥ The echo images are much better when your bladder is full.
膀胱が満タンのほうがエコー画像はずっとよく見えるのです。

⑦ Is your bladder full?
お小水は膀胱にいっぱいたまっていますか？

⑧ Can you bear it for a while?
しばらくの間、がまんできますか？

⑨ Your abdomen seems very gassy.
お腹にガスがいっぱいたまっていますね。

⑩ Before the test, please hold your urine as long as you can.
検査前には、できるだけ長くお小水をしないでいただきます。

⑪ Do you have any difficulty urinating?
排尿に支障がありますか？

上腹部関連

⑫ Your stomach is full of air.
胃の中は空気がいっぱいです。

⑬ Please drink this amount of water to get rid of the gas.
そのガスを除くためにこの水を飲んでいただきます。

⑭ Excuse me if I am pushing the probe too hard.
ごめんなさい、プローブで強く押しすぎました？

⑮ Please tell me if you can't stand it.
もしつらければ、おっしゃってください。

共通

⑯ **Please relax.**
リラックスしてください。

⑰ **That's it.**
はい、それでオーケーですよ。

⑱ **You did well.**
おつかれさま。

⑲ **Thank you for your cooperation.**
ご協力ありがとうございます。

⑳ **My pleasure.**
It's my pleasure.
You're welcome.
Not at all.
いいえ、どういたしまして。

解説

- エコー検査ではあれこれと被検者に協力をお願いしなくてはならないので、その命令通りに相手がやってくれたときに、相づちのように言うのが⑰の表現です。その場合には発音は【ザアッツ・イッ】と、納得や満足をこめて言いましょう。

- 検査終了時には日本語ではよく「**おつかれさまでした**」と言いますが、もちろんこの言い方は日本語の中のイディオムであって、文字通り、You must be tired. などと言ってはいけません。むしろ、⑱の言い方のほうが英語としては自然です。また、⑲の言い方もどちらかというと、直接の意味である「ご協力ありがとうございました」ではなく、むしろ日本語の「おつかれさまでした」に相当する常用句と理解すべきでしょう。

- 一方、被検者からお礼を言われることもあろうかと思います。その時はすかさず、さりげなく、⑳のうちからどれか言うようにしましょう。わたしは個人的には一番最初の表現がクールでよいように感じてますが、それは好みしだいです。

　もうひとつ、Don't mention it.（まま、そうおっしゃらずに…。）という言い方も「どういたしまして」に対応させることがあるようですが、これは相手がもう少し馬鹿丁寧にお礼を言ったような時に使うとぴったりのように思います。

　またこの場面で、アメリカ人のなかでも、No problem. という言い方をする人もいますが、これはちょっと失礼な感じを与えるとか、英語的でない（フランス語的？）とかで、議論の的になっている言い方の一つです。なるべく使わない方がよろしいかと思われます。

4　呼吸の指示、その他

　いよいよエコー検査を始めるわけですが、まず gel【ジェル】を塗りますが、この「塗る」というのも、無理して to spread や to apply という言い方をする必要はなく、単純に **to use** を使えばよいのです。なにも言わずにいきなりぬるぬるしたゲルを塗られるのもあまり気持ちのいいものではないので、何のために使うか簡単に説明してあげるのが親切というものでしょう。

Track 28

① We use this gel for echo tests.
　エコー検査ではこのゲルを使います。

② The gel **gets rid of** noise (artifacts).
　このゲルを使うとアーチファクトを除けます。

③ The gel gives us better echo images.
　ゲルを塗ると画像がよく見えるようになります。

④ This gel enables an **airtight seal** between the probe and your chest.
　ゲルを塗って、プローブと胸の間に空気がないようにするのです。

⑤ Please **take a deep breath**, and **hold it**.
　大きく息を吸って、止めてください。

⑥ Please breathe in, and hold it.
　息を吸って、止めてください。

⑦ Please inhale, and hold it.
　同上

⑧ Please breathe out.
　息を吐いてください。

⑨ Please exhale.
　同上

⑩ Now you may **breathe normally**.
　普通に息をしてかまいません。

⑪ Please make yourself comfortable.
　楽にしてください。

⑫ Please take a breath slowly.
　ゆっくりと、息を吸ってください。

⑬ Please take a small breath.
　少し、息を吸ってください。

⑭ Please breathe out slowly.
　ゆっくりと、息を吐いてください。

⑮ **Please breathe out halfway, and hold it.**
半分ぐらい息を吐いて、そこで止めてください。
⑯ **All the way out, and hold it.**
ぜ〜んぶ、息を吐いて、そこで止めて。

解　説

- airtight【エアタイト】空気が漏れない、というのが最も普通の意味ですが、この場合のように「泡沫がない」ことを意味することも多いのです。水漏れがないことは watertight と言います。

- enable【イネイブウ】「可能にする」の意。en 〜 という接頭辞は次にくる形容詞の状態にする、という働きをします。また、逆に接尾語としても同じような使い方をします。

  （例）
enrich	リッチにする	豊かにする
ensure	シュアーにする	確実にする
enlarge	ラージにする	拡大する
enclose	クローズにする	囲いこむ
blacken	ブラックにする	黒くする
redden	レッドにする	赤くする
lighten	ライトにする	軽くする
tighten	タイトにする	締める

- to get rid of 〜　　〜を取り除く

- **artifact** という言葉はわが国の医療界ではよく使いますが、意外にむずかしい言葉で、英米人でも知らないことがしばしばあります。一般には **noise** で十分でしょう。**artefact** とも綴ります。

- 「息を吸って、はいそこで止めて。」という命令は超音波検査のみならず、放射線科でも多用しますね。しかし、「止めて」という時に、stop it とは普通言いません。もしそう言うと、なんだか「永久に止めて死んでしまえ」みたいな感じになるからです。**一時こらえてとか、ちょっと待って、というニュアンスは to hold で示します。**
  （例）以下にあげる例は、いろいろな意味がありえますが、たとえば上記に訳出した意味に用いることも多いのです。
  Hold!　　待て！　頑張れ！
  Hold it!　やめて！　電話を切らないで！　じっとして！（上記の「息をこらえて」はこの意味。写真を撮るときにも使う。）
  Hold on!　電話を切らないで！　頑張れ！　持ちこたえろ！
  Hold up!　いわずと知れた「ホールド・アップ」　手を挙げろ！

- 「息」は breath【ブレス】で、その動詞形の「息をする」は breathe【ブリーズ】となり、最後が濁音になります。to breathe in が「息を吸う」、to breathe out は「息を吐く」となり、これを一語で言うと to inhale【インヘイユ】と to exhale【エクセイユ】が対応します。

5 超音波検査が終わったら

Track 29

① Now it's finished.
これでおしまいです。

② Now that's all.
同上

③ Mr. Jones, that's all for today.
ジョウンズさん、きょうはこれでおしまいです。

④ Please **wipe off** the gel with this paper towel (tissue paper, pad, wet tissue, gauze, etc.).
このペーパー・タオルでゲルをぬぐい取ってください（ティッシュで、アルコール綿で、ウェット・ティッシュで、ガーゼで、など）。

⑤ You may throw it away into the trash can (litterbin).
それはゴミ箱に捨ててください。

⑥ Please **get dressed** now.
では服を着てください。

⑦ You can put on your clothes now.
同上

⑧ Please go back to Dr. Kojima's office and take a seat in the waiting room.
小島先生の診察室へお戻りになって、待合室で腰掛けてお待ちください。

⑨ I will report the findings to him, and he will explain them to you.
先生に所見を報告しておきますので、結果は先生からお聞きになってください。

⑩ I will write a report to your doctor.
主治医のほうへレポートを書き送っておきます。

⑪ You are expected to visit Dr. Kojima at 10:00 a.m. next Thursday.
次の木曜日午前10時に、小島先生の外来においでください。

⑫ Please stop by the receptionist to get your next appointment.
受付に立ち寄って、次の予約を取ってください。

⑬ Please **take care**. Bye now.
では、お大事に。さようなら。

パンツの話　　　　　　　　　　　　　　　COLUMN

　さて、ズボンは **trousers** とも言いますが、**pants** という言い方も、ことにアメリカではごく普通に使用されますので使い慣れておきましょう。もちろん、これは日本語のパンツではありません。ちなみに日本語のパンツは、男性用下着で少し古典的ないわゆる「さるまた」タイプの場合には **underpants** と言うそうですが、この単語はあまり頻用されず、むしろ下着類一般を指す **underwear** をもって代用することが普通です。ただこの **underwear** を使った場合、厳密にはパンツのことなのか、あるいはステテコのことなのか、それとも肌着のことなのか、それに女性の場合にはブラジャーなのか、なにを指しているかは曖昧になってしまいます。結局は状況判断によって、お互いの阿吽の呼吸で察知することになっているのです。ちなみに、ステテコは蒸し暑い日本の気候にあった素敵な下着であると思いますが、あれを英語で言うとなると困ってしまいます。**kimono, yukata** に次いで **steteko** も英語になるといいのですが、いまのところその気配はありません。したがって、ある和英辞書によると **Japanese-style underpants** とでも言うしかないようです。

　ところで、ついでに言えば、水泳パンツの場合や、バスケット選手、ボクサーのはいているのは **trunks**、陸上選手のは **athletic shorts**、男性用でも女性用でもV字形の肌に密着したパンツは **briefs**、女性用のパンティーは **panties** です。ここで注意すべきことはいずれも複数形で用いることで、1枚、2枚と数えるには **a pair of ～, two pairs of ～** という言い方になります。

　また、女性はいわゆるパンストをはいている方が少なくないと思いますが、それをはいたままだと、たとえば、心電図の四肢誘導の電極を取り付けるのに支障がありますね。ですから、それを脱いでもらわなくてはならない状況もあるでしょう。その時、パンストと言っても相手には通じません。パンストというのはよくできた言葉だと思いますが、実は和製英語です。英語では、**panty hose** あるいは一語として **pantyhose**（パンティホウズ）といいます。この単語は **s** をつけずにそのままで複数扱いなので注意しましょう。でも、いちいちこの言葉を使わなくても、**your stockings** と言えば、それで十分です。それにつけても、こうしたした衣類については、洋の東西を問わず、曖昧のうちに済ませてしまおうとする心理が働いているのは、とても興味深く思われますね。

（KN）

7 呼吸機能検査 Spirometry

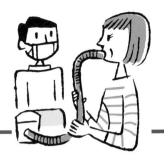

Track 30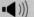

① Please keep this mouthpiece airtight in your mouth.
このマウスピースを空気がもれないようにくわえてください。

② Now please breathe normally.
では、普通に呼吸をしてください。

③ Please take as deep a breath as you can.
できるだけ大きく息を吸ってください。

④ Please try to breathe in more.
もっと息を吸ってください。

⑤ Breathe in, breathe in, breathe in …!
息を吸って、吸って、吸って…！

⑥ Blow out, blow out!
息を吐いて、吐いて…！

⑦ Breathe out, breathe out more.
もっと吐いて、もっと吐いて！

⑧ All the way out!
全部吐いて！

⑨ Mr. Davidson, you did very well, but let's do it once more.
デイビッドソンさん、お上手でしたが、もう一度やってみましょう。

⑩ Once more, please.
もう一度やりましょう。

⑪ Please take as deep a breath as you can, …
できるだけ大きく息を吸って…

⑫ then blow out as fast as you can, O.K.?　（⑪に続けて）
それから、なるべく早く吐き出してください、よろしいですか？

⑬ Please don't stop inhaling halfway.
息を吸うとき中途半端に止めないよう、お願いします。

⑭ Please don't stop exhaling halfway.
息を吐くとき中途半端に止めないよう、お願いします。

⑮ You should breathe out to the end.
息を吐くときには最後まで吐ききってください

⑯ May I place this clip on your nose?
この鼻クリップをつけさせてください。

解説

- すでに「超音波検査」のところで、呼吸法についての命令形や関連表現は学習しました。そこで学んだ表現は、この「呼吸機能検査」でも共通して用いることができます。ただ若干違うところは、スパイロメータでは息を吸ったり吐いたりが、一秒率などの測定のために少し忙しいところでしょう。日本語でも「では、おもいっきり吸って、吸って、吸って、は〜い、吐いて、吐いて、吐いて」などと指示しますよね。英語でも、決まった言い方があるわけではありませんが、ま、似たような言い方をして違和感はないようです。

- to blow【ブロウ】というのは、ここでは自動詞ですが、ヒトや動物が「息を吹く、息を吐く」の意味で使います。たとえば鯨が「潮を吹く」のもこの言い方で表します。確かに鯨の潮吹きは別に海水を吐き出しているわけではなく、空気（呼気）を吐いているのですが、呼吸孔付近の海水が吹き飛ばされるのと、それに周りの空気が冷たくて息が白く見えているにすぎませんね。

- spirometer の発音は以前にもコメントしたように【スパイ**ロ**ーミター】と口のところにアクセントがありますので注意しましょう。

- 「できるだけ大きく息を吸ってください」という言い方は④と⑪に示しましたが、④の言い方のほうが少し上品な言い回しです。また、「できるだけ」などという言葉にふりまわされず、単に Please try to take a deep breath. と言っても「なるべく大きく息を吸うんだな」というふうに理解してもらえるとは思います。

脳波検査
CHAPTER 8 Electroencephalography

Track 31

① I want to place EEG leads on your scalp.
頭に電極をつけましょう。

② Please take out all your hairpins.
ヘアピンを全部はずしてください。

③ Will you remove all your hairpins?
同上

④ Would you mind removing all your hairpins?
同上（最も丁寧な言い回し）

⑤ If you feel drowsy, you may sleep.
もし、眠いようでしたら、眠ってもかまいませんよ。

⑥ Please do not fall asleep; try to stay awake.
眠ってしまわないように、起きていてください。

⑦ Please wake up.
目を覚ましてください。

⑧ Now the lights above you will turn on and off.
あなたの目の上のラインが点滅します。

⑨ Please don't be afraid.
心配しないでください。

⑩ Now you will hear some noise; please don't be alarmed.
これから音が聞こえますが、驚かないでください。

⑪ Please take a deep breath, in and out.
息を大きく吸ったり吐いたりしてください。

⑫ Please repeat breathing, in and out.
繰り返し息を吸ったり吐いたりしてください。

⑬ Keep on going, in and out, in and out.
吸って、吐いて、吸って、吐いて。

⑭ Now please relax.
では楽にしてください。

⑮ It's all over. You did very well, Mike.
おしまいです。マイク、とっても上手でしたよ。

CHAPTER 9 聴力検査 Audiometry

Track 32

① This is to test your hearing ability.
これは聴力を検査するものです。

② Do you have any **hearing difficulty**?
聞こえにくいようなことがありますか？

③ Please **put on the headphones**.
ヘッドフォンをつけてください。

④ Please hold this switch in your hand.
このスイッチを手に持ってください。

⑤ This is a trial. Do you hear the test sound?
これは試しです。テスト音が聞こえますか？

⑥ Later you will hear the sound again, but it will be at a much smaller volume.
同じ音が後ほど聞こえてきますが、とても小さい音になります。

⑦ Also please remember that the pitch will **vary**. It could be high or low.
それに音色が異なりますのでそのつもりでいてください。高い音だったり低い音だったりしますよ。

⑧ As soon as you notice the test sound, please push the button.
テスト音が聞こえましたらすぐにボタンを押してください。

⑨ Please **hold** the button down as long as you hear the sound.
音が聞こえ続けるかぎり、ずっとボタンを押しっぱなしにしてください。

⑩ If you can't hear it any longer, then please release the button.
音が聞こえなくなったら、ボタンを押すのをやめてください。

⑪ The sound will be heard only on one side at a time.
音は片側でしか聞こえません。

⑫ The other ear will be **masked with noise**.
反対側の耳には雑音が聞こえます。

⑬ Please don't pay attention to that.
それに気を取られないでください。

⑭ Please simply ignore the noise.
雑音は無視してください。

⑮ Are you ready? Please **concentrate**.
準備オーケーですか。では、集中してください。

解説

- 聴力検査法のことは、audiometry【オーディ**オー**メトリ】と言います。聴力測定器が audiometer【オーディ**オー**ミタ】となります。この言葉の形の変化はスパイロにおける spirometry と spirometer の関係に同じです。いずれもオーのところを強く引っ張りぎみに発音してください。audi- というのは、ラテン語で「聞く」とか「聴覚」といった意味で、いろいろな単語の語幹になります。歌手などの審査のオーディションも同じ語源です。講義を聞く場所は auditorium【オーディ**トー**リアム】で、講堂の意味になります。

- ヘッドフォンは headphones と複数形で使うのが通例です。ズボン trousers やハサミ scissors と同じです。あまり理屈を考えずにそういうものだと割り切ったほうがよろしいでしょう。困るのは「このヘッドフォン」と言う場合に、these で受けなくてはならない点がわれわれ日本人には違和感がありますね。

  ところで、飛行機に乗っていると、音楽や音声を聞くためのヘッドフォンのことはどういうわけか、たいてい headset とアナウンスされることが多いようです。この言葉は単数で使ってよろしいのです。回収するときに、1人に1セットだと明確に言えるからなのだろうか、との疑問を持っていますが、一度航空会社の方に尋ねてみたいものです。また、ディスク・ジョッキーやパイロットなどが使うマイクロフォン付きのものは、基本的には headset と言って、headphone とは言いません。

CHAPTER

10 眼の検査

　　眼圧検査は接触式の精密検査は眼科医が行うものですが、非接触式の測定器は臨床検査技師が行う機会が少なくないと思われますし、眼底写真を撮ることもしばしば期待されていると思います。ここではそうした検査に従事するとき、役に立つ英語を勉強しましょう。

1　眼圧測定検査　Ocular tonometry【オキュラア・トノーメトリ】

Track 33

① This equipment is used to measure the pressure in your eyes.
　この機器は眼球の緊張度を測定するものです。
② Please place your chin on the chin-rest.
　あご載せにあごを載せてください。
③ Please lean your forehead against the frame.
　おでこをフレームに押しつけてください。
④ Please do not blink for a few seconds.
　数秒間、まばたきをしないでください。
⑤ A puff of air will blow onto your eye.
　眼に風が吹き付けられます。
⑥ Please don't be alarmed. It won't hurt you.
　あんまり驚かないでください。痛くはないですよ。
⑦ Now keep your eyes wide open.
　大きく眼を開いて。
⑧ **Here we go.**
　はい、やります。（吹き付けます。）
⑨ Now you may blink. Were you surprised?
　まばたきしてもよろしいですよ。びっくりしましたか？
⑩ It's all over.
　これでおしまいです。

解　説　・forehead の発音は【フォアリッド】というのが以前は主流でしたが、最近は常識的な【フォアヘッド】も随分使われるようです。おでこ、額の意です。

54

・「さあ、やりますよ」とか、「さあ撮りますよ」といったかけ声には、⑧がよく使われます。さらに、One, two, three! と言ってシャッターを切ってもよいかもしれません。

2　眼底写真　Ocular fundoscopy【オキュラア・ファンダスカピー】

Track 34

① Did you put your eye drops in?
目薬（散瞳薬）をさしましたか？

② Those eye drops make your pupil(s) dilate.
その目薬をさすと瞳（瞳孔）が大きく開くのです。

③ It seems bright, doesn't it?
まぶしいでしょう？

④ It should glare a lot.
同上

⑤ It will be back to normal **in an hour or two**.
1～2時間もすれば元に戻ります。

⑥ Let's take a picture of the back of your eyeball.
あなたの眼底の写真を撮りましょう。

⑦ This procedure is called ocular fundoscopy.
この手技は眼底撮影といいます。

⑧ Do you see a small green spot that **goes on and off**?
小さな緑のスポットが点滅しているのが見えますか？

⑨ Please look at the green light and follow it as it moves.
その緑の光を見つめて、追いかけてください。

⑩ Please don't move your eyeballs.
眼球を動かさないでください。

⑪ Please keep your eyes open.
眼を開いたままにしてください。

⑫ It's quite glaring, isn't it?
とってもまぶしいでしょう。

⑬ You must feel as if you are blind.
眼が見えなくなった感じがするでしょう。

⑭ Please don't worry. You'll recover **in a minute or two**.
心配無用です。1～2分で元に戻ります。

⑮ The fundoscopy is over. You may go back.
眼底撮影は終了しました。お戻りになって結構です。

解説

・1〜2時間、1〜2分、1〜2カ月、いずれも、その時間の内にという言い方は in a ～ or two と言います。

・ライトをはじめ、電気器具類がついたり消えたりするというのは to go on and off で表現します。

COLUMN

ミサイルは味噌？

　みなさんは空飛ぶ爆弾、ミサイルを英語でなんと言いますか？「そんなもん、ミサイルに決まってるやろう。」と、思っていませんか。これが、ちがうんですねえ。多分、外国人、ことにアメリカ人と話すときは、思い切っていっそのこと「味噌！」と発音してみましょう。きっとそのほうが通じると思われます。

　というのは、ミサイルという日本人の発音は通常「サイル」の部分にアクセントがかかるため、彼らの耳には「もにょもにょサイル」と聞こえるので、全く理解されないと思った方がよろしい。もちろん、辞書をみれば【mísail】という発音も記載されていますが、ポイントはアクセントが「ミ」にあることなのです。また、後半を「サイル」式に発音するのは多くの辞書で二番目の発音として記載されているはずです。これは第一音節にアクセントがあれば当然のことであって、そんなに強く「サイル」と発音することは不自然ですらあるのです。ですから、辞書でも【mísəl】というのが、第一番目に挙げられる発音なのです。この発音はわれわれ日本人の耳には「味噌」と聞こえることになります。

　実はこの類の **il ile le** で終わる単語は決して少なくなく、日本語化したものは大抵変な発音になっているので注意しましょう。携帯情報端末もモバイルとやたら後半部分を強く発音していますが、不幸に日本語化した発音が確立していく残念な過程を目の前にする思いです。ミサイルが「味噌」なら、モバイルは「麻婆豆腐」の「麻婆」ですよ。以下に類似の例をあげてみます。

原語	日本語的発音	まだましな発音
pencil	ペンシル	ペンソー
Cecil	セシル	シーソー ……　有名な内科教科書名
apple	アップル	エアポー
uncle	アンクル	アンコー
angle	アングル	アンゴー
pickles	ピクルズ	ピッコウズ
little	リトル	リトー
kettle	ケトル	ケトー
fragile	フラジャイル	フラアジョー
fertile	ファータイル	ファートー
mobile	モバイル	モウボー

（KN）

CHAPTER 11 咽頭拭い試料や鼻咽頭粘液試料の採取
Specimen collection

法改正により、臨床検査技師も咽頭（pharynx）【ファーリンクス】や扁桃（tonsil）【トンソー、トンシル】、また鼻咽頭や上咽頭から綿棒（swab, cotton swab）を使って試料を採取できるようになりました。今日では、インフルエンザウイルス、溶連菌、アデノ・ウイルス、RSウイルスなどの感染の有無を簡便にチェックできるキットが販売されています。また、これとは別に、菌培養のための試料採取やアレルギー性鼻炎では、好酸球を顕微鏡で直接観察するために鼻腔粘液を綿棒で拭い取ってくることもできるようになりました。

こうした試料採取の場面においては、いくつかの有用な決まった表現パターンがあります。そこで、「**あなたのBからAを採取します。**」という意味のことをパターン認識して活用すれば、色々な検査試料の採取に使えます。

1 採取行為の許可・同意の取り方

鼻腔や咽頭、場合によっては直腸などから検査試料を綿棒で採取する行為は、患者さんにとっては不快感や不安感を覚えるものですから、行う前に上手に**患者さんから同意を得る**ことが大切です。

多くの場合、次の3通り、すなわち、May I パターンか、Is that O.K. パターンか、Tell me if パターンを使えば間に合うと思われます。

Track 35

① May I rub a cotton swab just inside your throat?
　綿棒でノドをちょっとこすりますよ。
② I would like to use this cotton swab to get a stool specimen from you. Is that O.K.?
　この綿棒で便の試料を採取しますが、よろしいですか？
③ Tell me if it hurts you.
　痛かったら、おっしゃってください。

解説
・①は、【メイアイ　ゥラバ　**コットゥンスワブ**　シャスト　インサイド　ヨア　スロウト】のように発音します。

◆ 基礎文型

① Let me take A from your B.
　あなたの B から A をとらせてください。

② May I take A from your B?
　あなたの B から A をとってもよろしいですか。

③ Do you mind if I take A from your B?
　あなたの B から A をとってもよろしいですか。（丁寧な言い方）

◆ 交換可能な動詞

「とる」「採取する」などの意味に使える簡単な単語は、take, get, pick up, obtain, collect などが考えられますが、最も普通に使われて、無難なのは **take** という動詞でしょう。他にはたとえば、採血には pick up という「何か固形のものを拾うような感じがする」動詞を使うのは不向きでしょうが、膿栓や大便、かさぶたのようなやや固形のものを採取する場合にはかえって好都合な単語です。また、get もよく使われる動詞です。

　咽頭拭い試料を採取するという状況だけにかぎらず、汎用性のある用語例をご紹介します。

・A に置くことが出来る用語例

mucus	粘液	【ミューカス】
a sample	検査試料	
a mucus sample	粘液試料	
sputum	痰	【スピュータム】
phlegm	痰	【フレム】（発音注意）
saliva	唾液	【サライヴァ】
feces	大便	【フィーシーズ】
stool	大便	【ストゥール】
bowel movement	大便	【バウェル・ムーヴメント】

　（しばしば bowels と複数形で用いる。）

substance	もの	

　（何を指しているのかあいまいだが、汎用性がある。）

nasal drip	鼻水	
post nasal drip	後鼻漏	【ポウストネイザル　ドリップ】
nasal discharge	鼻水、鼻からの分泌物	
mucus discharge	粘液分泌物	【ミューカス　ディスチャージ】

| mucoid discharge | 粘液分泌物 | 【ミューコイド　ディスチャージ】 |
| mucopurulent discharge | 膿性粘液分泌物 | 【ミューコ・ピューラレント】 |

（このレベルの難しい単語は外国人も知らないことが多いので持ち出さない方が無難、むしろ使わないことをお奨めします。）

・Bに置くことができる簡単な単語例

throat	のど	
nose	鼻	
tonsil	扁桃	【トンソー】
anus	肛門	【エイナス】
skin	皮膚	

・Bに置くことができる用語の応用例

| the back wall of your throat | 咽頭後壁 |
| the deep part of your nose | 鼻の奥、つまり鼻咽頭 |

2　検体採取と会話の流れ

◆ インフルエンザを疑う時

　　　　臨床検査技師が綿棒で検査試料を採取する機会は、今後もそう多くはないかもしれません。ことに肛門からの便採取はそうあることではないように思われますが、一方、インフルエンザを疑って鼻咽頭から分泌物を採取するという場面には、しばしば遭遇するかもしれません。それに備えて、ありそうな一連の会話の流れを練習しておくことは意味のあることです。

Track 36

① We need to take a sample from the deep part of your nose to see if you have influenza.
インフルエンザに罹っているかどうか調べるために、鼻の奥から鼻汁のサンプルをとる必要があります。

② The test is a bit unpleasant, but it is important for you, ～
ちょっと不快な検査ですが、大事な検査です。

③ … so please cooperate with me. （②に続けて）
ですから、どうぞご協力のほどを。

④ I will insert this cotton swab gently into your nose to get a specimen.
この綿棒を優しく鼻の中に差し入れて、試料を採取します。

⑤ It shouldn't be too bad, so please bear it for a moment.
とっても苦しいと言うほどのことはありませんから、暫くの間ご協力ください。

⑥ Do you understand?
お分かりいただけましたか？
⑦ Just relax. Here we go!
ではリラックスなさって…。始めます。
⑧ It's done. Thank you for your cooperation.
おしまいです。ご協力有り難うございました。
⑨ The results will be ready in about ten minutes.
結果は 10 分ほどで出ます。
⑩ Your doctor will explain them to you.
先生から結果説明があるでしょう。

解　説
・インフルエンザについては influenza という少々長い単語を縮めて、日常会話ではしばしば flu と呼ばれています。なお、virus については、【ウイルス】ではなく【ヴァイラス】と発音されます。予防注射は flu vaccine【フルー・ヴァクシン】と言います。

（例）Have you had a flu vaccine done yet?
インフルエンザの予防接種はもう受けましたか？

She has caught a very bad case of influenza.
彼女はひどいインフルエンザに罹っています。

◆ A 群 β 溶血性連鎖球菌などの感染を疑う時

　　A 群 β 溶血性連鎖球菌、アデノ・ウイルス、RS ウイルス、インフルエンザウイルスなどによる咽頭炎を疑う時は、最近は咽頭や扁桃の拭い液を採取して、特定の試薬の入った容器にそれを入れて数分で迅速診断するキットが販売されています。
　　咽頭や扁桃から綿棒で粘液を拭い取る訳ですが、人によっては咽頭が非常に敏感で、嘔吐反射を惹起することがあります。ことに舌根部は敏感なので、手技に際しては注意してその部分になるべく触れないことが肝要です。

Track 37

① Your doctor has ordered a test that can detect a particular type of bacteria in your throat.
先生からあなたのノドの細菌検査をするようオーダーが出ています。
② The suspected type is *Streptococcus*. Have you heard of it?
「溶血性連鎖球菌」という細菌を疑っておられますね。（この細菌のことを）聞いたことがありますか？
③ May I rub your tonsils with this cotton swab?
この綿棒で扁桃腺を拭いますよ、よろしいですか？

④ I may have to use a tongue depressor.
場合によっては舌圧子を使わせていただくかもしれません。
⑤ Please try to keep your tongue down and say "Ahhh", O.K.?
舌をできるだけ持ち上げないようお願いします。「ああ」と言ってください。
⑥ Sorry for evoking a gag reflex.
ゲーと言わせてしまって、済みません。

解 説

・particular【形容詞：パティキュラー】　特定の、ある〜

・evoke【動詞：イヴォーク、イヴォーキング】　誘発する

・gag reflex　　嘔吐反射

第Ⅱ編
論文・学会発表・文献編

CHAPTER 1 英語論文・国際学会の基礎知識
CHAPTER 2 文献の読み方
CHAPTER 3 臨床検査に関する用語

CHAPTER 1 英語論文・国際学会の基礎知識

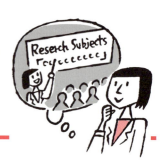

1 英語論文を読み、書くための基礎知識

◆ 国際学術誌の種類

　臨床検査技師が臨床検査に関する情報を収集する目的で学術論文を読んだり、自身の研究成果の発表を目的に論文を投稿できる**国際学術誌**としては、**表1**に示すような学術誌がある。学術誌の公開は、従来はほとんどが冊子体であったが、近年では**オンライン**で検索できるものも多く、オンラインのみで閲覧できる学術誌もあ

表1　臨床検査関連の主な国際学術誌

領域	雑誌名
臨床検査全般	American Journal of Clinical Pathology, Annals of Laboratory Medicine, Archives of Pathology & Laboratory Medicine, Clinical Chemistry and Laboratory Medicine, Clinics in Laboratory Medicine, International Journal of Clinical and Experimental Pathology, Journal of Clinical Pathology, Journal of Laboratory and Clinical Medicine, Journal of Laboratory Medicine
臨床化学関係	Advances in Clinical Chemistry, Clinical Chemistry
微生物学関係	Annals of Clinical Microbiology and Antimicrobials, Clinical Microbiology Reviews, Clinical Microbiology and Infection, European Journal of Clinical Microbiology & Infectious Diseases, Journal of Clinical Microbiology
免疫学関係	Journal of Allergy and Clinical Immunology, Clinical and Experimental Immunology, Clinical and Vaccine Immunology, Clinical Immunology, Clinical Reviews in Allergy & Immunology, Expert Review of Clinical Immunology, Journal of Clinical Immunology, Journal of Investigational Allergology & Clinical Immunology
臨床血液学関係	Blood, American Journal of Hematology, British Journal of Haematology, International Journal of Hematology, International Journal of Laboratory Hematology
輸血関係	Transfusion, Transfusion Medicine Reviews
臨床生理	Annals of Noninvasive Electrocardiology, Clinical Physiology and Functional Imaging, European Journal of Echocardiography, Journal of Clinical Ultrasound, Journal of Electrocardiology, Journal of the American Society of Echocardiography
病理学	Cancer Cytopathology, Cytopathology, Diagnostic Cytopathology

る。

　表1に示す学術誌の他にも、参考になる数多くの臨床検査関連の学術誌がある。また、医師、薬剤師、看護師、管理栄養士などの医療従事者や、医学研究者を主な読者対象としている学術誌も多く、臨床検査技師に勧められる学術誌もある。本欄ではすべての学術誌を紹介することはできないので、**文献検索ツール**を利用して検索していただきたい（後述）。

　なお、学術誌の影響力を示す指標として **Impact Factor（IF）** が、また個々の論文の被引用件数を示す **Citation Index（CI）** があり、投稿する際に学術誌を選択する参考になる（https://www.scijournal.org/）。いずれも高値の方がより多くの読者に読まれ、影響力が大きいと言える。たとえば、雑誌『Clinical Chemistry』の IF は 2017/2018 年現在で 8.636 である。IF、CI ともに頻繁に更新されており、最新の情報を得ることが望まれる。

◆ 論文の投稿

　学術誌への論文投稿を考える場合には、それぞれの学術誌が提供している**ウェブサイト**を検索し、**投稿規程**をしっかり確認する必要がある。論文の形式、論文投稿の分野などをよく確認した上で投稿する。論文はすべてが独創的で新規性のある研究成果を記載するべきだが、学術誌によっては、従来の論文をレビューする総説、試薬や機器、検査法の紹介、編集者への意見などを受け付けていることもある。学術誌によっては当該学会の学会員であることが投稿の条件になっていたり、投稿料が必要なものもある。これらの情報もあらかじめウェブサイトで確認しておく。

　投稿は、現在ではほとんどが**電子入力**によって行われる。ID とパスワードを入力し、アカウントを取得してから投稿する。アカウント登録画面の例をいくつか示す（**図1**）。

　ウェブでアカウントを登録すると、指定したメールアドレスに登録確認が届き、そこから投稿入力画面に進むことができる（**図2**）。

　ウェブの指示に従って、共同著者数、投稿区分、領域、表題、欄外見出し（Running Title）、キーワード等を入力し、あらかじめ作成しておいた論文のファイルを添付し、投稿することとなる。

　投稿した論文については複数の査読者が査読を行い、採否が通知される。投稿した原稿通りに採択されることは稀で、一般的には査読者から疑問点や修正を要する点などについてコメントが提示される。それらのコメントのすべてに対応し、論文を修正してから再投稿することになる。そして、再度の査読を経て採択が決定される。場合によっては、2 回以上の再投稿が要求されることもある。

　論文が採択されれば、オンラインや学術誌に掲載されることになる。オンラインで掲載されると、情報は比較的早く伝わることになる。なお、掲載される場合でも、あらためて校正することが要求される。繰り返し確認したはずでも誤字や脱字がみつかることがあり、この段階でもしっかり校正するべきである。

　もちろんすべての論文が採択されるわけではなく、査読の結果、採択されないこ

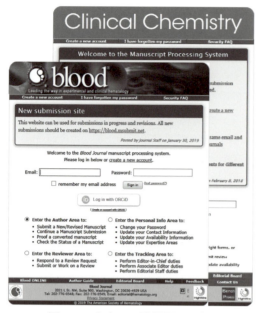
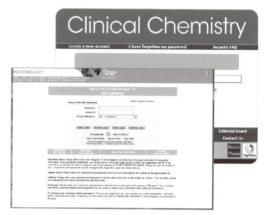

図1　アカウント登録画面の例　　　　　図2　投稿入力画面の例

ともある。特にIFの高い学術誌ではその傾向が強い。かりに不採択の場合でも査読者からのコメントが添えられてくるので、それに従って論文を書き直し、他の学術誌に投稿してもよい。ただし、未発表の論文を複数の学術誌に並行して投稿する「重複投稿」は、厳に慎むべきである。

◆ 検索法

関心や興味のある論文を探したい場合、キーワードを利用して**文献情報データベース**から検索することができる。

たとえば、国立情報学研究所（National Institute of Informatics；NII）の **CiNii**（NII学術情報ナビゲータ）（https://support.nii.ac.jp/ja）や国立研究開発法人科学技術振興機構（JST）の **J-Stage**（https://www.jstage.jst.go.jp/browse/-char/ja/）は、誰でも無料で利用することができ、テーマのキーワード、あるいは著者名を入力すると、日本語、あるいは日本人著者の関連論文を簡単に検索できる。

英文学術誌についても、**PubMed**（https://www.nchi.nlm.nih.gov/pubmed、http://www.jah.ne.jp/~kako/medline.html）、**UpToDate**（https://www.uptodate.com/ja/home/uptodate-anywhere）、**Cochrane**（https://www.cochranelibrary.com/）などの文献情報データベースで検索が可能で、キーワードや著者名を入力して文献を検索できる。ただし、これらの利用に当たっては契約が必要なものが多く、大学図書館等での利用が行われる。

◆ 論文の構成

　論文の構成は、学術誌の種類や論文の内容によっても異なる。基本的な構成を例として示す。

　論文を投稿する場合には、該当の学術誌のウェブサイトに**投稿規程**（Submission Guidelines）が明記されているので、必ず熟読し、それに従って論文を作成する。表題や要旨を含め、字数制限のあることも少なくなく、論文を執筆し始める前によく確認しておかなければならない。

❶ 表題

　表題は、発表論文の内容をもっとも短く要約したものと言える。読者が表題を見ただけで内容が理解できるよう、簡潔かつ明確に記載する。読者の関心をよぶために、**魅力的な表題**であることも望まれる。

❷ 著者情報

●著者氏名

　主要な著者を筆頭に、次に関与が深い共同著者を2番目に、研究の統轄責任者を最後にするのが一般的である。論文を発表することを全員の共同著者が十分に理解しておくべきで、発表後の**著作権**を学術誌出版元に譲渡する書類に全員の署名が要求されることが多い〔論文が出版された後の著作権（copy right）は出版社にある〕。また、共同著者の論文作成への貢献度がほぼ同等の場合には、その旨を明記する。

●著者の所属、連絡先（脚注に記載することが多い）

　複数の共同著者がいる場合には、氏名に上付き番号を付し、所属を明記する。連絡先は筆頭著者もしくは統轄責任者とすることが一般的である。

❸ 要旨

　要旨だけを読んでも読者が内容を理解できるよう、**簡潔**、それでいて**要点**をしっかりと記載する。書き方はそれぞれの学会誌の投稿規程に基づくが、一例を示す。
- **Background**：論文を発表する研究を行った目的、背景、経緯などを記載する。
- **Methods**：研究を実施した方法を簡潔に述べる。
- **Results**：研究の成果として得られた重要な事項を明記する。
- **Conclusion**：研究成果から何が分かり、何を言いたいのか、簡潔に述べる。

❹ 本文

●Introduction（序文）

　なぜこの研究を行ったのか、何を明らかにする**目的**で実施したのか、明瞭に研究の背景と経緯を述べる。**先行研究**を踏まえる必要があり、文献を引用しつつ、これまでに分かっていること、分かっていないことを述べる。

先行研究がなく、まったくのオリジナルな研究もある。一方では先行研究があるが、既報の研究を追認する目的のこともあるし、既報の結果に疑問があったり、情報の追加が必要と思われて研究することもある。こうした内容を記載する。

字数に制限のないことも多いが、簡潔に書くことは基本である。

●Materials and Methods（研究対象、研究法）

臨床検査の研究では、**臨床検体**を用いて測定したり、観察する研究が多い。臨床例を対象とする場合には、年齢、性別、疾患名、治療の有無と内容、経過などの基本情報を記載する。症例数が多い場合は、一覧表にまとめるとよい。血液など検体だけを扱う場合であっても、上に挙げたような、必要な情報を記載する。

なお、臨床検体に限らず、動物試料も含め、**倫理規程**を遵守していることを明記しておかねばならない。どの規程に基づいて研究を行ったか、所属施設の倫理委員会の承認を得ているかについて記載しておく。たとえば、文部科学省は、厚生労働省および経済産業省との合同で、「人を対象とする医学系研究に関する倫理指針」「ヒトゲノム・遺伝子解析研究に関する倫理指針」および「ヒト受精胚の作成を行う生殖補助医療研究に関する倫理指針」を公開しており、研究に当たってはこれらの規程を遵守しなければならない（http://www.mext.go.jp/b_menu/houdou/29/02/1382725.htm）。

症例を対象にした場合には、研究の目的や利用法などを患者や関係者によく説明し、同意を得ていることを記載する（informed consent）。こうした倫理規程の遵守事項に不備があれば、その点からだけでも論文の採用が却下されてしまうことが多い。

方法については、試薬、測定機器に関する情報（名称、性能、入手先なども含む）を記載し、他の研究者が追試をする際の参考になるようにする。測定法についても、追試ができるよう、分かりやすく記載しておく。必要に応じてイラストや表を挿入すると読者の理解が容易になる。研究では、目的を達成するために系統立てた**研究計画**を事前に立案し、必要な研究法を組み合わせて進める。研究計画は、あらかじめ共同研究者とよく議論しておくとよい。

また、結果を解釈するには、対照群と試験群との比較検定などを目的に、**統計学的手法**を用いることも多い。研究結果の解釈は科学的に適正であるべきで、この評価は統計学的に解析しておくことが要求される。解析に用いた手法、信頼係数などを明記する。

●Results（結果）

研究を通じて得られた成果を客観的に解析し、図表を駆使して記載する。期待された結果となる場合もあるが、必ずしも期待通りの結果が得られるとは限らない。むしろ、想定外の結果になることすらある。これらの結果は素直に記載しておき、次の考察で、結果に関して解釈を行う。

● **Discussion**（考察）

　研究の結果について、逐一解釈し、**考察**する。先行研究の結果とも比較しながら、発表者自身の考えを明記する。既報にない成果である場合には、その有用性、将来への展望も含め、記述する。先行研究の結果と同じ場合でも、単なる既報の研究と同じというよりも、差別化を検討して独自性を発揮できることが望ましい。万が一、先行研究の既報結果と異なった結果が出た場合には、その原因を考察し、その意義について自身の意見を述べるようにする。

　論文内容はすべて重要ではあるが、特に考察がしっかりしているか否かで論文に対する評価が分かれる。自身の研究の意義、価値をしっかり述べ、独自性を強調して将来への研究展望につなげるようにする。

● **Acknowledgement**（謝辞など）

　公的な研究費、たとえば文科省や厚労省などの科学研究費の助成を受けて研究が行われた場合には、その旨を明示して謝辞を述べる。**共同研究者**として著者名に掲載されている以外に**研究協力者**がいる場合には、研究協力者の名前をあげて謝意を表する。また、業者などとの**利益相反**（conflict of interest）の有無も開示する。

● **References**（引用文献）

　先行研究や、考察に際して**引用**した文献をまとめて表記する。論文に登場した順に書くことが多いが、著者のアルファベット順で記載することもある。

　引用文献は、著者名、論文名、掲載学術誌、発行年、発刊巻号、ページ数を記載する。書式はそれぞれの学術誌の投稿規程に紹介されているので、そのスタイルに沿う必要がある。なお、引用文献としてウェブサイトや電子ジャーナルからの情報を引用することもあるが、この場合にも、発表者、表題、URL等を記載し、最終アクセス日を記載する。

◆ 投稿に当たり

　オンラインでの電子投稿、紙媒体での投稿にかかわらず、論文を投稿する際には、**投稿依頼文**（covering letter）を添えて投稿する。投稿依頼文には、投稿の日付、宛先、投稿したい旨、論文の表題、投稿者名、連絡先などを明記する。

2 国際学会で発表するための予備知識

◆ 学会への登録

　臨床検査技師が国際学会に参加し、**発表**したり、他者の研究発表を聞いて知見を深める機会も多い。また、学会によっては検査機器や試薬の**展示会**を並行して開催していることもあり、検査業務にかかわる新しい情報を得るのにも役立つ。関連する分野ごとに国際学会があり、いずれの国際学会についても参加登録の手順や内容は同じようなことが多い。

　学会への参加を希望する場合には、学会のホームページにアクセスし、**参加登録**をする。まず、登録者のメールアドレス、パスワードを入力してログインし、アカウントを取得する（**図3**）。そして、氏名、連絡先、検査業務内容等の必要な情報を入力する（**図4**）。登録後は登録料を振り込む必要がある。**早期登録制度**（early bird）を設ける学会も多く、登録の時期によって料金に差があり、早いほど安くなる。もっとも、確実に参加できなければキャンセル料が発生するため、早期登録にはリスクが伴う。また、特別セミナーや施設見学などへの参加の有無や、食事のオーダーを記入する場合もある。食事を発注する際には、アレルギーの有無や宗教上の理由から、食事内容を指定することもできる。

　学会での発表を予定して登録する際には、**発表内容の抄録**を同時に登録することが多い。抄録のフォーマットもホームページに掲載されているが、たとえばアメリカ臨床化学会（AACC）の場合には過去に発表された抄録集をホームページで閲覧することができるため、抄録を作成する際の参考になる（https://www.aacc.org/meetings-and-events/resources-from-past-meetings）。抄録に記載する内容は、一般的に、表題、発表者氏名、所属、研究の目的、研究の対象と方法、結果、考察である。抄録には

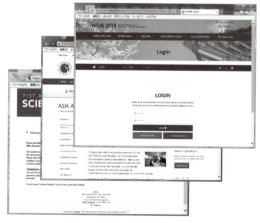

図3　参加登録画面の例

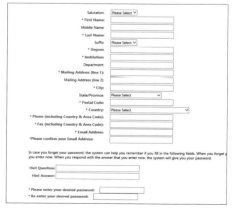

図4　登録者情報の入力画面の例

字数制限があるため、強調したい点を明確に、かつ簡潔に記載するべきである。一例を以下に示す。

(抄録の例文)

EXPONENTIAL GROWTH IN CULTURE OF BLAST PROGENITORS FROM ACUTE MYELOBLASTIC LEUKEMIA (AML).

N. Nara and E. A. McCulloch, The Ontario Cancer Institute, Toronto, Ontario, Canada.

The purpose of the study was to measure changes in clonogenic blast progenitors cultivated in suspension.

Heparinized peripheral blood was obtained from 15 patients with AML. Suspensions of T-lymphocyte-depleted blast cells were prepared, and their colony-forming efficiencies (PE1) determined as described previously (Minden et al., *Blood* 54: 186, 1979). The blasts were cultured in liquid suspension in 35 mm petri dishes at a concentration of 10^6 cells/mL, with 10% medium conditioned by leukocytes in the presence of phytohemagglutinin (PHA-LCM). At intervals, up to day 14 cultures were harvested, the cells counted, PE1 determined and the colonies recultured to obtain the secondary plating efficiency (PE2).

In all cases PE1 increased for 7 days although to varying degrees. In 5 patients PE2 also increased; in 6, it was maintained and in 3 instances PE2 fell. The cells were separated by velocity sedimentation; fractions were assayed for PE1 and PE2 and cultured in suspension for 7 days. A correlation (r=0.8, p<0.05) was seen for PE1 values in various fractions before and after culture. This is consistent with self-renewal, rather than recruitment as the mechanism underlying increased PE1 values. Single blast colonies were replated before and after culture. The distributions of new clonogenic cells did not change, further evidence against recruitment. Prolonged cultivation proved possible, although patient-to-patient variation was seen. Since the peak increase in PE1 was at day 7, cultures were harvested on that day, the cells washed and resuspended at 10^6 cells/mL. The procedure was repeated weekly. Exponential growth of clonogenic blast cells was seen for as long as 50 days and over more than 3 decades. PE2 was also maintained, in contrast with the marked decrease seen when colonies were passaged. The doubling time varied from 3 to 9 days, but was always much longer than the generation time, as expected if some cycles are associated with events leading to loss of proliferating potential.

We conclude that the self-renewal capacity of AML blast is much greater than that seen using colony method; further blasts growing in suspension provide a useful model for human leukemia.

◆ 発表の準備

　学会での発表形式には、**口頭発表**と**ポスター発表**がある。学会によっては、基調講演や招請講演を口頭発表とし、一般演題はすべてポスター発表というものある。発表者がどちらでの発表を希望するかを登録時に申請するケースや、学会事務局で割り振る場合もある。基本的には口頭発表もポスター発表も同じ質と考えてよく、どちらの発表形式でもしっかりと準備する必要がある。

❶ 口頭発表（oral presentation）

　口頭発表はパワーポイントを用いて行われることが多い。**発表時間**は学会から指定され、その時間内に発表を終えることができるように内容を調整する。おおむね1分間に1枚程度のパワーポイントスライドを使用するとよい。すなわち、7分間の発表時間であれば、スライド資料は7〜10枚であることが望ましい。

　口頭発表の形式は、論文に準じる。最初のスライドに表題、発表者氏名、所属等を記載する。続いて、研究の目的・背景、研究対象・方法、研究結果、考察、要約（summary、take-home message）の順でスライドを作成する。結果には、図表やイラスト、写真などの視覚材料を盛り込むと説得力が増す。動画の使用が可能な場合もある。1枚のスライドに文字を多く詰め込みすぎないようにして、学会場のどの座席からでも読みやすくなるよう工夫する。

❷ ポスター発表（poster presentation）

　ポスターの形式は、事前に**学会事務局から指定**される（縦横〇〇cm、フォント等）ので、指示に合うようポスターを作成する。

　ポスターの内容は口頭発表の内容と同じく、表題、発表者氏名、所属、研究の目的・背景、研究対象・方法、研究結果、考察、要約の順に記載する。それぞれ簡潔に書き、離れた位置からでも十分に理解できるようにする。背景を色紙にして、データは白紙に書くなど、工夫するとよい。図や表を多く使い、見やすい形態にする。説明文は必要最小限にとどめるようにする。発表の日時は学会事務局から指定され、発表番号を指定された場所に、**指定時刻にポスターを貼付**する。貼付のための画鋲やテープは学会事務局が用意していることが多い。海外へ大きなポスターを持参するのは大変であり、分割した資料を作成するなどの工夫が必要になる。

　ポスターはほぼ1日貼られることが多く、参加者がじっくり見ることができる利点がある。また、字数も口頭発表用のスライドよりも多く書きこむことができる。写真やイラストなどを使って魅力的なポスターを準備したい。

◆ 発表

❶ 口頭発表

　口頭発表の会場はあらかじめプログラムにて指定されるので、発表時間に遅れないよう、十分に余裕をもって会場に入るようにする。発表予定時刻が近づいたら、

次演者席（next speaker）に座って待機する。そして、司会（座長、chairperson）の指示で登壇し、発表を開始する。

　口頭発表では、座長（chairperson）が発表者氏名と演題名を紹介したのを受けて、演説に入る。通常は、Mr.（または Madam）Chairman（または Dr.…）、ladies and gentlemen で切り出す。発表は、一般に**スライド**を用いる。スライドを出してほしいとの要求は、
　May I have the first slide please?
と言い、次のスライドは、
　（May I have the）next slide, please?
と言う。
　発表の内容は、発表の対象となった研究の目的を最初に明確に述べる。
　The purpose of this study is to show that ….
次いで、研究の対象と方法をわかりやすく説明する。
　We have designed experiments to ….
　We performed electrophoresis.
　We did that experiment.

　そして、研究の成果をデータを呈示しながら述べる。個々のデータについてはポインターで指しながら説明する。
　The table shows that ….
　These data show（demonstrate, suggest, imply）that ….
　そして最後に考察と結論を述べる。ただし、論文やポスター発表と異なり、口頭発表では、結果の説明をするときに考察を述べてよい。
　In summary, I would like to say that ….
　In conclusion, I would like to point out that ….

　国内の学会でも事前に予行しておくべきだが、特に国際学会では、必ず英語での**発表練習**を事前に行い、指導者や同僚などに発表に対する意見や感想を求めて改善するとよい。発表では、**発音**だけでなく、**抑揚**（イントネーション）や**アクセント**にも気を配る。日本語は平坦な発音であるが、英語ではイントネーションが重視される。発表原稿（話す内容をすべて文章化したもの）を作成しておくことは大切だが、できれば何回か発声して練習し、実際の発表では、原稿を読むのではなく暗記して講演する方がよい。スライドを指し示しながら講演するためには、暗記して発表することが望ましく、間合いをとりながら話す方が聴衆も理解しやすい。また、視線を聴衆に向け、語りかけるようにすることを心がける。
　発表は指定時間内で終了することが重要である。学会場では残り時間が表示されることが多く、**制限時間**を守るようにしたい。

　発表を終えたら、Thank you. と言って結ぶ。

ライトをつけてほしいときには、
May I have the light(s), please?
と言えばよい。

　発表が終了すると、座長が質問やコメントを聴衆に求める。質問には丁寧に答えるようにする。英語での質問のため、理解できないこともあるが、その場合にはCould you explain more slowly? と言えば、相手も英語が苦手だと悟ってゆっくり話してくれる。質問には臆せず、堂々と答えたい。

❷ ポスター発表

　学会によって異なるが、ポスター発表でも司会がいて、ポスターの前で制限時間内に口頭で発表することが多い。参加者はポスターの周りに集まっており、より近い距離で討論することができる。制限時間後にも参加者と話したり、説明することができるのも利点と言えよう。

COLUMN

20分後にお会いしましょう

See you after 20 minutes.
　あなたはこの表現で完璧だと思いますか？ 確かにafterは「…の後に」という意味があり、多くの日本人が使いたがる表現です。しかし、「20分後」の意味するところは「20分経ってから」でしょう。とすれば、
See you in 20 minutes.
が正しい表現ということになります。
　afterは「…が終わった後に、…の後を追って」という意味合いが強く、inには「…の中に」の他にも「…経てば、…かかって」という意味があります。20分後という日本語の表現は、「20分経った後に」という意味です。このため、afterではなく、inが正しいことになります。
　日本語と英語の背景には文化の違い、考え方の違いがあり、日本語を直訳しただけではしばしば通用しません。直訳よりも、意味する内容を考えて英語に訳することが大切です。

（NN）

CHAPTER 2 文献の読み方

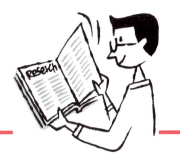

1 検査総論

検査全般に共通する注意点について記載されたものを例示する。

◆ Preparation for diagnostic tests（検査の事前準備）

Factors affecting both the patient and the specimen are important.

Patient preparation

The preparation of the patient is important for certain tests. For example, a fasting state is needed for optimal glucose and triglyceride measurements. Controlled conditions are frequently needed for endocrinology testing. For instance, posture and sodium intake must be strictly controlled when measuring renin and aldosterone levels. Strenuous exercise should be avoided before obtaining some tests such as creatine kinase, since vigorous muscle activity can lead to falsely abnormal results.

Specimen collection

Careful attention must be paid to patient identification and specimen labeling. Knowing when the specimen was collected may be important. For instance, aminoglycoside levels cannot be interpreted appropriately without knowing whether the specimen was drawn just before ("trough" level) or just after ("peak" level) drug administration. Drug levels cannot be interpreted if they are drawn during the drug's distribution phase (eg, digoxin levels drawn during the first 6 hours after an oral dose). Substances that have a circadian variation (eg, cortisol) can be properly interpreted only with knowledge of the time of day the sample was drawn.

During specimen collection, other principles should be remembered. Specimens should not be drawn above an intravenous line, as this may contaminate the sample with intravenous fluid. Excessive tourniquet time will lead to hemoconcentration and increased concentration of protein-bound substances such as calcium. Lysis of cells during collection of a blood specimen will result in spuriously increased serum levels of substances concentrated in cells (eg, lactate dehydrogenase and potassium). Certain test specimens may require special handling or storage (eg, blood gas specimens). Delay in delivery of specimens to the laboratory can result in ongoing cellular metabolism and therefore spurious results for some studies (eg, low blood glucose).

(出典：Diana Nicoll, et al.: Pocket Guide to Diagnostic Tests. 2nd ed., p2-3, Appleton & Lange, 1997)

解説　正確な検査を行うために最も基本となるのは、正しい条件で検査を行うことである。**採血の条件**や、**検体の取り扱い**などについて、注意事項が記載されている。

用語説明　preparation：準備／factors affecting ～：～に影響を与える因子／the specimen：検体／certain tests：ある検査／a fasting state：空腹の状態／is needed for ～：～に必要である／optimal：最適な／controlled conditions：管理された条件／endocrinology testing：内分泌検査／for instance：たとえば／posture：姿勢／strictly：厳格に／strenuous exercise：激しい運動／should be avoided：避けるべきである／vigorous muscle activity：力強い筋肉運動／lead to ～：～に導く／specimen collection：検体の採取／careful attention：慎重な配慮／identification：確認／be interpreted appropriately：適切に解釈される／trough level：トラフ値（次回薬物投与直前の最も低い濃度値）／eg：たとえば。ラテン語の *exempli gratia* の略で、for example に当たる／substances：物質／a circadian variation：日周期リズム／principle：原則／be remembered：覚えておく／above an intravenous line：点滴静脈ラインの上で／contaminate：よごす／excessive tourniquet time：駆血帯で長くしばりすぎること／hemoconcentration：血液の濃縮／lysis：融解／in spuriously increased serum levels of ～：～が誤って高い血清濃度に／delivery：搬送／ongoing：進行する

◆ Reference range（基準範囲）

Patient test results are interpreted by comparing them with published reference ranges. These ranges are method- and laboratory-specific. In practice, reference ranges often represent test results found in 95% of a small population presumed to be healthy; by definition, 5% of healthy patients will have a positive (abnormal) test (**Figure 1-2**). As a result, slightly abnormal results should be interpreted in a critical fashion: they may be either truly abnormal or falsely abnormal. The practitioner should be aware also that the more tests ordered, the greater the chance for obtaining a falsely abnormal result. For instance, a healthy person subjected to 20 independent tests has a 64% probability of having at least one abnormal test result (**Table 1-3**).

It is important to consider also whether published reference ranges are appropriate for the patient being evaluated, since some ranges depend on age, sex, weight, diet, time of day, activity status, or posture. For instance, the reference ranges for hemoglobin concentration are age- and sex-dependent.

(出典：Diana Nicoll, et al.: Pocket Guide to Diagnostic Tests. 2nd ed., p5-6, Appleton & Lange, 1997)

解説　検査の**基準範囲**が示す意味と、検査結果を**解釈**する際においての注意事項

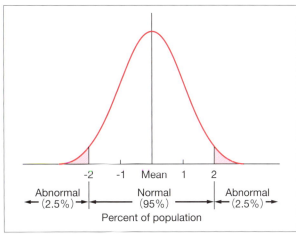

Figure 1-2
The reference range is usually defined as within 2 standard deviations (SD) of the mean test result (shown as-2 and 2) in a small population of healthy volunteers. Note that in this example, test results are normally distributed; however, many biologic substances will have distributions that are skewed.

Table 1-3
Relationship between the number of tests and the probability that a healthy person will have one or more abnormal results.

Number of tests	Probability that one or more tests will be abnormal
1	5%
6	26%
12	46%
20	64%

が述べられている。基準範囲は、健常人の95%が示す検査結果の範囲を示す。このため、健常人の5%は偽陽性になりうる点に注意が必要であることを説明している。特に検査の項目数が増えれば増えるほど、偽陽性の確率は増加する。たとえば、20項目の検査を受けた場合、健康であっても少なくとも1項目で異常と判定される確率は64%となる。また、検査の基準範囲は年齢や性差などの条件についても考慮する必要がある。

用語説明 reference range：基準範囲 ／ are interpreted：解釈される（受動態）／ by comparing them with published reference ranges：公表された基準範囲と患者のデータを比較して ／ method- and laboratory-specific：検査方法と検査室に特異的 ／ in practice：実際 ／ presumed to be：想定された ／ by definition：定義によれば ／ as a result：その結果として ／ in a critical fashion：注意深く ／ be either truly abnormal or falsely abnormal：真に異常なのか、あるいは偽陽性である ／ practitioner：医師 ／ should be aware that：that 以下のことに気を配るべきである ／ the more tests ordered, the greater the chance for obtaining a falsely abnormal result：検査を増やせば増やすほど、偽陽性の結果が多くなる ／ for instance：たとえば ／ subjected to：受けさせられた ／ independent：個々

に独立した ／ probability：確率 ／ at least：少なくとも ／ appropriate：適切な ／ the patient being evaluated：検討している患者 ／ depend on ～：～に依存する ／ posture：姿勢

◆ Interfering factors（検査結果に影響を与える因子）

　The results of diagnostic tests can be altered by external factors, such as ingestion of drugs; and internal factors, such as abnormal physiologic states. External interferences can affect test results *in vivo* or *in vitro*. *In vivo*, alcohol increases γ-glutamyl transpeptidase, and diuretics can affect sodium and potassium concentrations. Cigarette smoking can induce hepatic enzymes and thus reduce levels of substances such as theophylline that are metabolized by the liver. *In vitro*, cephalosporins may produce spurious serum creatinine levels due to interference with a common laboratory method of creatinine measurement. Internal interferences result when an abnormal physiologic state interferes with the measurement of a test. As an example, patients with gross lipemia may have spuriously low serum sodium levels if the test methodology used includes a step where serum is diluted before sodium is measured. Because of the potential for test interference, clinicians should be wary of unexpected test results and should investigate reasons other than disease that may explain abnormal results, including laboratory error.

　　　（出典：Diana Nicoll, et al.: Pocket Guide to Diagnostic Tests. 2nd ed., p6, Appleton & Lange, 1997）

解説　検査結果に影響を与える諸因子について記載されている。**薬物**、**アルコール**、**喫煙**などが検査結果に影響したり、**脂質異常症**がナトリウム検査に影響したりする。

用語説明　be altered：変動させられる（受動態）／ external factors：外部の要因 ／ such as ～：～のような ／ ingestion of drugs：薬の服用 ／ internal factors：内部の要因 ／ physiologic：生理的な ／ interference：干渉 ／ affect：影響する ／ *in vivo*：生体内 ／ *in vitro*：生体外 ／ γ-glutamyl transpeptidase：γ-GT（γ-グルタミルトランスペプチダーゼという酵素）／ diuretics：利尿薬 ／ sodium：ナトリウム ／ potassium：カリウム ／ concentration：濃度 ／ induce：誘導する ／ thus：その結果 ／ substance：物質 ／ theophylline：テオフィリン（気管支拡張薬の一種）／ that are metabolized by the liver：肝臓で代謝される（that は関係代名詞、liver のような臓器には必ず定冠詞 the がつく）／ cephalosporins：セファロスポリン薬（抗菌薬の一種、いくつかの製剤があるので複数形となっている）／ produce：作り出す ／ spurious：偽りの ／ as an example：例として ／ gross lipemia：高度な脂質異常症 ／ because of ～：～のために ／ potential：可能性 ／ be wary of ～：～に用心しておく ／ unexpected：予期しない ／ investigate：調査する ／ other than ～：～以外の ／ laboratory error：検査上の誤り

2 検査項目

主な検査項目における検査の**意義**と**解釈**などについての説明を例示する。

◆ Albumin（アルブミン）

　Serum albumin is synthesized exclusively by hepatocytes. Serum albumin has a long half-life: 15 to 20 days, with approximately 4% degraded per day. Because of this slow turnover, the serum albumin is not a good indicator of acute or mild hepatic dysfunction; only minimal changes in the serum albumin are seen in acute liver conditions such as viral hepatitis, drug-related hepatotoxicity, and obstructive jaundice. In hepatitis, albumin levels below 3 g/dL should raise the possibility of chronic liver disease. Hypoalbuminemia is more common in chronic liver disorders such as cirrhosis and usually reflects sever liver damage and decreased albumin synthesis. One exception is the patient with ascites in whom synthesis may be normal or even increased, but levels are low because of the increased volume of distribution. However, hypoalbuminemia is not specific for liver disease and may occur in protein malnutrition of any cause, as well as protein-losing enteropathies, nephrotic syndrome, and chronic infections that are associated with prolonged increases in serum interleukin-1 and/or tumor necrosis factor levels that inhibit albumin synthesis. Serum albumin should not be measured for screening in patients in whom there is no suspicion of liver disease. A general medical clinic study of consecutive patients in whom no indications were present for albumin measurement showed that while 12% of patients had abnormal test results, the finding was of clinical importance in only 0.4%.

（出典：Eugene Braunwald, et al.: Harrison's Principles of Internal Medicine. 15th ed., p1713-1714, McGraw-Hill, 2001）

解　説　アルブミンの代謝、異常となる病態、検査における意義などについて解説されている。

用語説明　is synthesized exclusively by hepatocytes：肝細胞だけで合成される／with approximately 4% degraded per day：およそ1日に4%が分解される／slow turnover：遅い代謝回転／is not a good indicator of ～：～の良い指標ではない／hepatic dysfunction：肝機能不全／viral hepatitis：ウイルス性肝炎／drug-related hepatotoxicity：薬物関連肝毒性／obstructive jaundice：閉塞性黄疸／raise the possibility of chronic liver disease：慢性肝疾患の可能性が高まる／hypoalbuminemia：低アルブミン血症／cirrhosis：肝硬変／one exception：唯一の例外／the patient with ascites：腹水が貯留した患者／in whom：the patientを補足する関係代名詞。アルブミン合成が正常か亢進さえすることのある腹水貯留患者、となる／the increased volume of distribution：体液分布量の増加／protein malnutrition of any cause：あらゆる原因によるタンパク栄養障害

／ as well as～：～と同様に ／ protein-losing enteropathies：タンパク喪失性腸症 ／ nephrotic syndrome：ネフローゼ症候群 ／ are associated with prolonged increases in serum interleukin-1 and/or tumor necrosis factor levels that inhibit albumin synthesis：アルブミン合成を妨げる血清インターロイキン1や腫瘍壊死因子の長期間にわたる増加に関連する ／ and/or：および/または ／ no suspicion of liver disease：肝疾患の疑いがない ／ a general medicine clinic study：ある総合診療科の研究 ／ consecutive patients：連続した患者群 ／ the finding was of clinical importance in only 0.4%：検査所見が臨床的に意義があると認められたのはわずか0.4%に過ぎない

◆ Aspartate aminotransferase（AST）（アスパラギン酸アミノトランスフェラーゼ）および Alanine aminotransferase（ALT）（アラニンアミノトランスフェラーゼ）

　The aminotransferases (transaminases) are sensitive indicators of liver cell injury and are most helpful in recognizing acute hepatocellular diseases such as hepatitis. They include the aspartate aminotransferase (AST) and the alanine aminotransferase (ALT). AST is found in the liver, cardiac muscle, skeletal muscle, kidneys, brain, pancreas, lungs, leukocytes, and erythrocytes in decreasing order of concentration. ALT is found primarily in the liver. The aminotransferases are normally present in the serum in low concentrations. These enzymes are released into the blood in greater amounts when there is damage to the liver cell membrane resulting in increased permeability. Liver cell necrosis is not required for the release of the aminotransferases and there is a poor correlation between the degree of liver damage and the level of the aminotransferases. Thus, the absolute elevation of the aminotransferases is of no prognostic significance in acute hepatocellular disorders.

　Any type of liver cell injury can cause modest elevations in the serum aminotransferases. Levels of up to 300 U/L are nonspecific and may be found in any type of liver disorder. Striking elevations — i.e., aminotransferases ＞1,000 U/L — occur almost exclusively in disorders associated with extensive hepatocellular injury such as (1) viral hepatitis, (2) ischemic liver injury (prolonged hypotension or acute heart failure), or (3) toxin or drug-induced liver injury.

　The pattern of the aminotransferase elevation can be helpful diagnostically. In most acute hepatocellular disorders, the ALT is higher than or equal to the AST. An AST:ALT ratio＞2:1 is suggestive while a ratio ＞3:1 is highly suggestive of alcoholic liver disease. The AST in alcoholic liver disease is rarely ＞300 U/L and the ALT is often normal. A low level of ALT in the serum is due to an alcohol-induce deficiency of pyridoxal phosphate.

（出典：Eugene Braunwald, et al.: Harrison's Principles of Internal Medicine. 15th ed., p1713, McGraw-Hill, 2001）

　解説　生化学検査の代表として利用される **AST** と **ALT** について、検査としての意義が記述されている。

> **用語説明**　aminotransferase：アミノトランスフェラーゼ、アミノ基転移酵素／ sensitive indicator：鋭敏な指標／ liver cell injury：肝細胞の傷害／ are most helpful in recognizing acute hepatocellular diseases such as hepatitis：肝炎のような急性肝細胞性疾患を確認するのにとても役立つ／ They include～：それらには～が含まれる／ in decreasing order of concentration：濃度が低くなる順に／ primarily：主に／ are released into the blood in greater amounts：血中に大量に逸脱される／ when there is damage to the liver cell membrane resulting in increased permeability：肝細胞膜が傷害されて透過性が亢進する場合／ Liver cell necrosis is not required for the release of the aminotransferases and there is a poor correlation between the degree of liver damage and the level of the aminotransferases.：肝細胞が壊死することがアミノトランスフェラーゼの逸脱に必要なわけではなく、肝細胞傷害の程度とアミノトランスフェラーゼの濃度の間での相関は強くない／ absolute elevation：絶対的な上昇／ is of no prognostic significance in acute hepatocellular disorders：急性肝細胞性疾患の予後を規定する指標にはならない／ any type of liver cell injury：どのタイプの肝細胞傷害であれ／ levels of up to 300 U/L：300 U/L までの濃度／ striking elevations：超高値／ i.e.：ラテン語 *id est* の略で、すなわちの意味／ almost exclusively：ほぼ間違いなく／ extensive hepatocellular injury：広範囲にわたる肝細胞の傷害／ ischemic liver injury：虚血性の肝障害／ toxin or drug-induced：毒物か薬物によって引き起こされた／ be helpful diagnostically：診断するのに役立つ／ the ALT is higher than or equal to the AST：ALT は AST よりも高値か、同じ値になる／ An AST:ALT ratio＞2:1 is suggestive while a ratio ＞3:1 is highly suggestive of alcoholic liver disease.：AST／ALT 比が 2:1 以上の場合にはアルコール性肝疾患が疑われ、AST／ALT 比が 3：1 以上だとさらに可能性が高くなる／ The AST in alcoholic liver disease is rarely ＞ 300 U/L：アルコール性肝疾患では AST はめったに 300 U/L 以上にはならない／ is due to ～：～に原因がある／ an alcohol-induce deficiency of pyridoxal phosphate：アルコールによるピロドキサール・リン酸（ビタミン B_6 の活性型）欠乏

◆ Thyroid hormones（甲状腺ホルモン）

The enhanced sensitivity and specificity of TSH assays have greatly improved laboratory assessment of thyroid function. Because TSH levels change dynamically in response to alterations of free T_4 and T_3, a logical approach to thyroid testing is to determine first whether TSH is suppressed, normal, or elevated. With rare exceptions, a normal TSH level excludes a primary abnormality of thyroid function. This strategy depends on the use of immunoradiometric assays (IRMAs) for TSH that are sensitive enough to discriminate between the lower limit of the reference range and the suppressed values that occur with thyrotoxicosis. Extremely sensitive (fourth generation) assays can detect TSH levels $\leqq$ 0.004 mU/L, but for practical purposes assays sensitive to $\leqq$ 0.1 mU/L are sufficient. The widespread availability of TSH IRMA has rendered the TRH stimulation test virtually obsolete, as the failure of TSH to rise after an intravenous bolus of 200 to 400 μg TRH has the same implications as a suppressed basal TSH measured by IRMA.

(出典：Eugene Braunwald, et al.: Harrison's Principles of Internal Medicine.
15th ed., p 2064, McGraw-Hill, 2001)

> **解 説**　甲状腺機能の検査にはTSHの測定が重要で、IRMAの導入によってその有用性が確立されたと述べられている。

> **用語説明**　The enhanced sensitivity and specificity of TSH assays have greatly improved laboratory assessment of thyroid function.：TSH（thyroid stimulating hormone, 甲状腺刺激ホルモン）測定の感度と特異度が向上したことにより、臨床検査によって甲状腺機能を評価することが大きく改善した　／　change dynamically in response to alterations of free T₄ and T₃：遊離T₄とT₃の変化に応じてダイナミックに変化する　／　a logical approach：論理的な対処　／　with rare exceptions：まれに見る例外を除き　／　strategy：戦略、方策　／　depends on ～：～に基づく　／　immunoradiometric assays（IRMAs）：免疫放射定量測定法（複数形）　／　are sensitive enough to discriminate：鑑別するための感度が十分である　／　the lower limit of the reference range：基準範囲の下限　／　the suppressed values that occur with thyrotoxicosis：甲状腺機能亢進症で起こるTSHの抑制値　／　Extremely sensitive（fourth generation）assays can detect TSH levels ≦ 0.004 mU/L, but for practical purposes assays sensitive to ≦ 0.1 mU/L are sufficient.：感度がきわめて高い第4世代の測定法では0.004 mU/L以下を検出できるが、臨床応用には0.1 mU/L以下が検出できれば十分である　／　the widespread availability：広く利用できるようになったこと　／　has rendered the TRH stimulation test virtually obsolete：TRH刺激試験が実質上必要ないものとした　／　the failure of TSH to rise after an intravenous bolus：静脈注射してもTSHが増加しないこと　／　the same implications as a suppressed basal TSH measured by IRMA：IRMAで測定されるTSH基礎レベルの低下と同じ意義をもつ

◆ Reticulocytes（網赤血球）

Reticulocytes are immature red blood cells that contain cytoplasmic mRNA.

The reticulocyte count is indicated in the evaluation of anemia to distinguish hypoproliferative from hemolytic anemia or blood loss. Reticulocyte count is increased in hemolytic anemia, blood loss, and recovery from iron, B_{12}, or folate deficiency or drug-induced anemia. It is decreased in iron deficiency anemia, aplastic anemia, anemia of chronic disease, megaloblastic anemia, sideroblastic anemia, and bone marrow suppression.

The old method of measuring reticulocytes（manual staining and counting）has poor reproducibility. It has been replaced by automated methods（eg, flow cytometry）, which are more precise. Method-specific reference ranges must be used.

(出典：Diana Nicoll et al.: Pocket Guide to Diagnostic Tests. 2nd ed., p159, Appleton & Lange, 1997)

> **解 説**　網赤血球に関する検査の意義と解釈についての説明である。

用語説明 reticulocytes：網赤血球 ／ immature：未熟な ／ mRNA：メッセンジャーリボ核酸 ／ is indicated in 〜：〜の場合に適応になる ／ distinguish：区別する ／ hypoproliferative：低形成性の ／ megaloblastic anemia：巨赤芽球性貧血 ／ sideroblastic anemia：鉄芽球性貧血 ／ reproducibility：再現性 ／ has been replaced by 〜：〜にとって代わられた（現在完了形）／ precise：正確な ／ method-specific reference ranges：検査法に特異的な基準範囲

◆ Prothrombin time（PT）（プロトロンビン時間）

Prothrombin time（PT）screens the extrinsic pathway of the coagulation system. It is performed by adding calcium and tissue thromboplastin to a sample of citrated, platelet-poor plasma and measuring the time required for fibrin clot formation.

It is most sensitive to deficiencies in the vitamin K-dependent clotting factors Ⅱ, Ⅶ, Ⅸ, and Ⅹ. It is also sensitive to deficiencies of factor Ⅴ. It is insensitive to fibrinogen deficiency and not affected by heparin. PT is also used to monitor warfarin therapy.

PT is increased in liver disease, vitamin K deficiency, intravascular coagulation, circulating anticoagulant, massive transfusion, and ingestion of warfarin.

In liver disease, the PT reflects the hepatic capacity for protein synthesis. PT responds rapidly to altered hepatic function because the serum half-lives of factors Ⅱ and Ⅶ are short（hours）.

Routine preoperative measurement of PT is unnecessary unless there is clinical history of a bleeding disorder.

（出典：Diana Nicoll, et al.: Pocket Guide to Diagnostic Tests. 2nd ed., p154, Appleton & Lange, 1997）

解説 外因系凝固能のスクリーニング検査としてのプロトロンビン時間の検査の意義と解釈について記述されている。

用語説明 prothrombin time：プロトロンビン時間 ／ screen：篩にかける ／ the extrinsic pathway of the coagulation system：血液凝固の外因系 ／ by adding 〜：〜を加えて ／ tissue thromboplastin：組織トロンボプラスチン ／ citrated, platelet-poor plasma：クエン酸を添加して採血した乏血小板血漿 ／ fibrin clot formation：フィブリン塊形成 ／ sensitive：敏感な ／ deficiencies：欠乏症 ／ the vitamin K-dependent clotting factors：ビタミンK依存性凝固因子 ／ insensitive：鈍感な（in- は否定の意味）／ warfarin：ワーファリン（抗凝固薬）／ intravascular coagulation：血管内凝固 ／ circulating anticoagulant：循環抗凝固因子 ／ capacity：能力 ／ protein synthesis：タンパク合成 ／ respond rapidly to 〜：〜にすばやく反応する ／ altered：変化した ／ preoperative：手術前の ／ unless 〜：〜でないかぎり

◆ *Helicobacter pylori* antibody（ヘリコバクター・ピロリ抗体）

Helicobacter pylori is a gram-negative spiral bacterium that is found on gastric mucosa. It induces acute and chronic inflammation in the gastric mucosa and a positive serologic antibody response. Serologic testing for *H. pylori* antibody（IgG）is by ELISA.

95% of patients with duodenal ulcers and ＞ 70% of patients with gastric ulcers have chronic infection with *H. pylori* along with associated histologic gastritis. All patients with peptic ulcer disease and positive *H. pylori* serology should be treated to eradicate *H. pylori* infection.

The prevalence of *H. pylori*-positive serologic tests in asymptomatic adults is approximately 35% overall but is ＞ 50% in patients over age 60. Fewer than one in six adults with *H.pylori* antibody develop peptic ulcer disease. Treatment of asymptomatic adults is not currently recommended. The role of *H. pylori* in patients with chronic dyspepsia is controversial. There is currently no role for treatment of such patients except in clinical trials.

After successful eradication, serologic titers fall over a 3- to 6-month period but remain positive in up to 50% of patients at 1 year.

（出典：Diana Nicoll, et al.: Pocket Guide to Diagnostic Tests. 2nd ed., p100, Appleton & Lange, 1997）

解説 消化性潰瘍の病態におけるヘリコバクター・ピロリの役割と、検査、除菌の必要性についての解説である。

用語説明 spiral：ラセン状の ／ is found on 〜：〜で認められる ／ gastric mucosa：胃粘膜 ／ inflammation：炎症 ／ a positive serologic antibody response：陽性の血清抗体反応 ／ duodenal ulcer：十二指腸潰瘍 ／ gastric ulcer：胃潰瘍 ／ chronic infection：慢性の感染 ／ along with 〜：〜とともに ／ associated：関連した ／ histologic gastritis：組織学的な胃炎 ／ be treated to 〜：〜するために治療する ／ eradicate：駆逐する ／ prevalence：普及度 ／ asymptomatic：症状のない ／ approximately：およそ ／ overall：全般に ／ fewer than one in six adults：6人の成人のなかで1人以下 ／ peptic ulcer：消化性潰瘍 ／ treatment：治療 ／ currently：現況では ／ is not recommended：勧められない ／ role：役割 ／ chronic dyspepsia：慢性の消化不良 ／ controversial：論争になっている ／ except in clinical trials：臨床治験を除いて ／ up to 〜：〜まで

◆ α-fetoprotein（AFP）（α-フェトプロテイン）

AFP levels ＞ 500 μg/L are found in about 70 to 80% of patients with hepatocellular carcinoma. Lower levels may be found in patients with large metastases from gastric or colonic tumors and in some patients with acute or chronic hepatitis. High levels of serum AFP（＞ 500 to 1,000 μg/L）in an adult with liver disease and without an obvious gastrointestinal tumor strongly suggest hepatocellular carcinoma. A rising level suggests progression of the tumor or recurrence after hepatic resection or therapeutic approaches such as chemotherapy or chemoembolization.

（出典：Eugene Braunwald, et al.: Harrison's Principles of Internal Medicine.
15th ed., p589, McGraw-Hill, 2001）

解説 肝細胞癌の腫瘍マーカーとして検査されるα-フェトプロテイン（AFP）の臨床的な意義について解説されている。

用語説明 patients with hepatocellular carcinoma：肝細胞癌患者 ／ large metastases from gastric or colonic tumors：胃癌や大腸癌の広範囲の転移 ／ AFP（＞ 500 to 1,000 μg/L）：500 から 1,000 μg/L の範囲を超える AFP ／ obvious gastrointestinal tumor：はっきりした消化器癌 ／ strongly suggest：強く疑わせる ／ a rising level：数値の上昇 ／ progression of the tumor：腫瘍の進行 ／ recurrence after hepatic resection or therapeutic approaches：肝切除後や治療後の再発 ／ chemoembolization：化学塞栓療法

COLUMN

窮すれば通ず

　これまで多くの他国籍人と話してきた。が、会話をしていて 100％理解できたわけではない。たいていの場合には、おそらくこういうことだろうと、こちらで想像しながら話すことも多い。しかし、一度だけ相手の話を 100％理解できたことがある。

　ある日の外来診療だった。36 歳になるアメリカ人が、体調に不安を感じて新患外来に訪れた。新患外来を担当した小生は、彼から話を聞き、診察を行った。

　診察の途中、ふと気づいたが、小生は彼を他国籍人とは感じていなかった。日本人とまったく同様に診療を進めていたのだった。むろん、彼は英語で話し、小生も英語を話していたのだが。

　日本人の医師にわかってもらえないとこまるという必死さから、彼は日本人にもわかる英語を話していたに違いない。逆境に立ったつもりで話をすれば、異国でだって言葉は立派に通用するものだ。

（NN）

3 検査法

　検査法は簡略に記載されることが多い。それは、簡単に理解でき、すぐに応用されることを目的とするためである。このため、簡潔で要領よくするために箇条書きがしばしば採用される。以下に尿検査、グラム染色法、血液塗抹標本のライト染色法、心電図検査についての記述を例示する。

◆ Urinalysis（尿検査）

Collection and preparation of specimen

　a. Obtain a midstream urine specimen from the patient. The sample must be free of skin epithelium or bacteria, secretions, hair, lint, etc.

　b. Examine the specimen while fresh (still warm). Otherwise, bacteria may proliferate, casts and crystals may dissolve, and particulate matter may settle out. (Occasionally, amorphous crystals precipitate out, obscuring formed elements. In cold urine, they are amorphous urate crystals; these may be dissolved by gently rewarming the urine. In alkaline urine, they are amorphous phosphate crystals; these may be dissolved by adding 1 mL of acetic acid.)

　c. Place 10 mL in a tube and centrifuge at 2,000-3,000 rpm for 3-5 minutes.

　d. Discard the supernatant. Resuspend the sediment in the few drops that remain by gently tilting the tube.

　e. Place a drop on a glass slide, cover it with a coverslip, and examine under the microscope; no stain is needed. If bacterial infection is present, a single drop of methylene blue applied to the edge of the coverslip, or a Gram-stained smear of an air-dried, heat-fixed specimen, can assist in distinguishing gram-negative rods (eg, *E.coli, Proteus, Klebsiella*) from gram-positive cocci (eg, *Enterococcus, Staphylococcus saprophyticus*).

Procedural technique

　a. While the urine is being centrifuged, examine the remainder of the specimen by inspection and reagent strip ("dip-stick") testing.

　b. Inspect the specimen for color and clarity. Normally, urine is yellow or light orange. Dark orange urine is caused by ingestion of the urinary tract analgesic phenazopyridine (Pyridium, others); red urine, by hemoglobinuria, myoglobinuria, beets, senna, or rifampin therapy; green urine, by *Pseudomonas* infection or iodochlorhydroxyquin or amitriptyline therapy; brown urine, by bilirubinuria or fecal contamination; black urine, by intravascular hemolysis, alkaptonuria, melanoma, or methyldopa therapy; purplish urine, by porphyria; and milky white urine, by pus, chyluria, or amorphous crystals (urates or phosphates). Turbidity of urine is caused by pus, red blood cells, or crystals.

　c. Reagent strips provide information about specific gravity, pH, protein, glucose, ketones, bilirubin, heme, nitrite, and esterase. Dip a reagent strip in the urine and compare it with the chart on the bottle. Follow the timing instructions carefully.　*Note*：Reagent strips cannot be relied on to detect some proteins（eg, globulins, light chains）or sugars（other than glucose）.

　　d.　Record the results.

Microscopic examination

　　a.　Examine the area under the coverslip under the low-power and high-dry lenses for cells, casts, crystals, and bacteria.（If a Gram stain is done, examine under the oil immersion lens.）

　　b.　Cells may be red cells, white cells, squamous cells, transitional（bladder）epithelial cells, or atypical（tumor）cells. Red cells suggest upper or lower urinary tract infections（cystitis, prostatitis, pyelonephritis）, glomerulonephritis, collagen vascular disease, trauma, renal calculi, tumors, drug reactions, and structural abnormalities（polycystic kidneys）. White cells suggest inflammatory processes such as urinary tract infection（most common）, collagen vascular disease, or interstitial nephritis. Red cell casts are considered pathognomonic of glomerulonephritis; white cell casts, of pyelonephritis; and fatty（lipid）casts, of nephrotic syndrome.

　　c.　The finding on a Gram-stained smear of unspun, clean, fresh of even one bacterium per field under the oil-immersion lens correlates fairly well with bacterial culture colony counts of greater than 100,000 organisms per μL.

（出典：Diana Nicoll, et al.: Pocket Guide to Diagnostic Tests. 2nd ed., p26-28, Appleton & Lange, 1997）

解　説　　尿検査の一般的な方法と、解釈についての記載である。採尿に当たっての注意から、肉眼での観察、試験紙法での定性試験、沈渣の標本作製法と解釈について述べられている。検査法についての説明は、このように箇条書きで、簡潔にまとめられているのが特徴である。

用語説明　　a midstream urine：中間尿　／　specimen：検体　／　be free of 〜：〜がない　／　secretions：分泌物　／　lint：糸くず　／　etc.：など　／　while fresh：新鮮なうちに　／　otherwise：さもなければ　／　proliferate：増殖する　／　casts：円柱　／　crystals：結晶　／　dissolve：溶解する　／　particulate matter：粒状物質　／　settle out：沈殿する　／　amorphous：無形の　／　precipitate out：沈殿する　／　obscuring：不明瞭にする　／　formed elements：有形物質　／　urate crystals：尿酸結晶　／　gently rewarming：徐々に再び温める　／　phosphate crystals：リン酸結晶　／　acetic acid：酢酸　／　centrifuge：遠心する　／　discard：捨てる　／　the supernatant：上清　／　resuspend：再浮遊する　／　tilting the tube：試験管を傾けて　／　a glass slide：スライドガラス　／　a coverslip：カバーガラス　／　under the microscope：顕微鏡で　／　distinguishing：見分ける　／　*E.coli*：大腸菌（生物の学名はイタリック体で表す）　／　dip-stick：テープ試験紙　／　clarity：透明度　／　light orange：明るいオレンジ色　／　analgesic phenazopyridine：鎮痛薬のフェナゾピリジン　／　hemoglobinuria：ヘモグロビン尿

第Ⅱ編　論文・学会発表・文献編

／ myoglobinuria：ミオグロビン尿 ／ beets：ビート（テンサイ）／ senna：センナ（下剤の一種）／ rifampin：リファンピシン（結核治療薬の一種）／ bilirubinuria：ビリルビン尿 ／ fecal contamination：便の混入 ／ intravascular hemolysis：血管内溶血 ／ alkaptonuria：アルカプトン尿 ／ melanoma：悪性黒色腫 ／ methyldopa：メチルドーパ（降圧薬の一種）／ porphyria：ポルフィリア ／ pus：膿 ／ chyluria：乳び尿 ／ turbidity：混濁 ／ specific gravity：比重 ／ nitrite：亜硝酸塩 ／ dip a reagent strip in the urine：尿に試験テープを浸す ／ instructions：指示 ／ be relied on：信頼する ／ the low-power：低倍率 ／ the oil immersion lens：油浸レンズ ／ squamous cells：扁平上皮細胞 ／ transitional epithelial cells：移行上皮細胞 ／ atypical cells：異型細胞 ／ cystitis：膀胱炎 ／ prostatitis：前立腺炎 ／ pyelonephritis：腎盂腎炎 ／ glomerulonephritis：糸球体腎炎 ／ collagen vascular disease：膠原病性血管病変 ／ trauma：外傷 ／ renal calculi：腎臓結石 ／ tumors：腫瘍 ／ structural abnormalities：奇形 ／ inflammatory processes：炎症性病変 ／ interstitial nephritis：間質性腎炎 ／ pathognomonic：疾患に特徴的な ／ unspun：遠心していない ／ correlates：相関する ／ fairly well with 〜：〜とかなりよく

◆ Gram's stain（グラム染色）

Preparation of smear

a. Obtain a fresh specimen of the material to be stained (eg, sputum) and smear a small amount on a glass slide. Thin smears give the best results (eg, press a sputum sample between two glass slides).

b. Let the smear air-dry before heat-fixing, because heating a wet smear will usually distort cells and organisms.

c. Heat-fix the smear by passing the clean side of the slide quickly through a Bunsen burner or other flame source (no more than three or four times). The slide should be warm, not hot.

d. Let the slide cool before staining.

Staining technique

a. Put on gloves.

b. Stain with crystal violet (10 seconds).

c. Rinse with gently running water (5 seconds).

d. Flood with Gram's iodine solution (10-30 seconds).

e. Rinse with gently running water (5 seconds).

f. Decolorize with acetone-alcohol solution until no more blue color leaches from the slide (5 seconds).

g. Rinse immediately with water (5 seconds).

h. Counterstain with safranin O (10 seconds).

i. Rinse with water (5 seconds).

j. Let the slide air-dry (or carefully blot with filter paper), then examine it under the microscope.

Microscopic examination

a. Examine the smear first using the low-power lens for leukocytes and fungi. Screen for the number and color of polymorphonuclear cells (cell nuclei should be pink, not blue).

b. Examine using the high-power oil-immersion lens for microbial forms. Screen for intracellular organisms. Review the slide systematically for (1) fungi (mycelia, then yeast), (2) small gram-negative rods (*Bacteroides*, *Haemophilus*, etc.) (3) gram-negative cocci (*Neisseria*, etc.), (4) gram-positive rods (*Listeria*, etc.), and (5) gram-positive cocci (*Streptococcus*, *Staphylococcus*, etc.).

c. Label positive slides with the patient's name and identification number and save them for later review.

(出典：Diana Nicoll, et al.: Pocket Guide to Diagnostic Tests. 2nd ed., p19-20, Appleton & Lange, 1997)

解説　細菌検査で最も基本となるGram（グラム）染色の方法について、手順を追って記載されている。やはりすぐに理解して実施できるようなスタイルになっている。このため、主語や目的語が省略されていたりする。

用語説明　a fresh specimen：specimenは検査用のサンプルもしくは標本の意味で、可算名詞である。このため不定冠詞のaがつく ／ sputum：喀痰 ／ smear a small amount on a glass slide：少量をスライドガラスに塗抹する ／ air-dry：空気乾燥 ／ heat-fixing：加熱固定 ／ distort：ゆがめる ／ leach：溶け出る ／ counterstain：対染色する ／ blot：吸い取る ／ fungi：fungus（真菌）の複数形 ／ polymorphonuclear cells：多形核細胞 ／ oil-immersion lens：油浸レンズ ／ mycelia：mycelium（菌糸）の複数形 ／ rods：桿菌 ／ cocci：coccus（球菌）の複数形 ／ save：保存する

◆ Wright's stain（ライト染色）

Preparation of smear

a. Obtain a fresh specimen of blood by pricking the patient's finger with a lancet. If alcohol is used to clean the finger-tip, wipe it off first with a gauze pad.

b. Place a single drop of blood on a glass slide. Lay a second glass slide over the first one and rapidly pull it away lengthwise to leave a thin smear.

c. Let the smear air-dry. Do not heat-fix.

Staining technique

a. Stain with fresh Wright stain (1 minute).

b. Gently add an equal amount of water and gently blow on the smear to mix the stain and water. Repeat by adding more water and blowing to mix. Look for formation of a shiny surface scum. Then allow the stain to set (3-4 minutes).

c. Rinse with gently running water (5 seconds).

   d. Clean the back of the slide with an alcohol pad if necessary.

Microscopic examination

   a. Examine the smear first using the low-power lens to select a good area for study (red and white cells separated from one another).

   b. Then move to the high-power oil-immersion lens. Review the slide systematically for (1) platelet morphology, (2) white cells (differential types, morphology, toxic granulations and vacuoles, etc.), and (3) red cells (size, shape, color, stippling, nucleation, etc.).

   c. Label slides with the patient's name and identification number and save them for later review.

(出典：Diana Nicoll, et al.: Pocket Guide to Diagnostic Tests. 2nd ed., p22-23, Appleton & Lange, 1997)

解 説　欧米では、**血液塗抹標本**を作るために、指尖にランセットで傷をつけて出血した血液が使われる。短時間で簡単に血液塗抹標本を染色できる **Wright（ライト）染色法**の解説である。

用語説明　prick：刺す ／ a lancet：ランセット ／ wipe it off：拭う ／ a gauze pad：ガーゼ ／ a glass slide：日本語ではスライドガラスとなっているが、このように表記されることが多い ／ lengthwise：縦に ／ leave：残す ／ an equal amount of water：等量の水 ／ blow：息を吹きかける ／ a shiny surface scum：光沢のある表面の浮きカス ／ running water：流水 ／ a good area for study：観察に適した場所 ／ from one another：互いに ／ review：よく調べる ／ morphology：形態 ／ toxic granulations：中毒顆粒 ／ vacuoles：空胞 ／ stippling：斑点 ／ nucleation：有核

◆ Electrocardiography（心電図検査）

The electrocardiogram (ECG or EKG) is a graphic recording of electric potentials generated by the heart. The signals are detected by means of metal electrodes attached to the extremities and chest wall and are then amplified and recorded by the electrocardiograph. ECG leads actually display the instantaneous differences in potential between these electrodes.

The clinical utility of the ECG derives from its immediate availability as a noninvasive, inexpensive, and highly versatile test. In addition to its use in detecting arrhythmias, conduction disturbances, and myocardial ischemia, electrocardiography may reveal other findings related to life-threatening metabolic disturbances (e.g., hyperkalemia) or increased susceptibility to sudden cardiac death (e.g., QT prolongation syndromes). The advent of coronary thrombolysis or angioplasty in the early therapy of acute myocardial infarction has refocused particular attention on the sensitivity and specificity of ECG signs of myocardial ischemia.

(出典：Eugene Braunwald, et al.: Harrison's Principles of Internal Medicine. 15th ed., p1262, McGraw-Hill, 2001)

> **解説** 臨床生理検査としてもっとも基本的な**心電図検査**について解説している。心電図検査を electrocardiography といい、心電計（electrocardiograph）を使って記録された心電図波形を electrocardiogram という。ECG または EKG（ドイツ語に由来するが、アメリカでも通用する）と略されることが多い。心電図検査の利用目的について述べられている。

> **用語説明** electric potentials：電位 ／ are detected by means of metal electrodes：金属電極を用いて検出される ／ are then amplified and recorded：増幅して記録される ／ instantaneous：即時の ／ immediate availability：すぐに使えること ／ noninvasive, inexpensive, and highly versatile test：非侵襲的で、安価かつ応用範囲の広い検査 ／ in addition to its use in 〜：〜における利用に加えて ／ arrhythmias：不整脈（複数形）／ conduction disturbances：刺激伝導障害（複数形）／ myocardial ischemia：心筋虚血 ／ other findings related to life-threatening metabolic disturbances：生命に危険を及ぼすような代謝異常に関連した他の所見 ／ e.g., hyperkalemia：たとえば高カリウム血症 ／ e.g.：ラテン語の *exempli gratia* の略。たとえば、例をあげると ／ increased susceptibility to sudden cardiac death：突然心停止になる危険性の上昇 ／ QT prolongation syndromes：QT 延長症候群 ／ the advent of coronary thrombolysis or angioplasty：冠動脈血栓溶解法や血管形成術の開発 ／ acute myocardial infarction：急性心筋梗塞 ／ has refocused particular attention on the sensitivity and specificity：感度と特異度に改めて特別な注目を集めた（現在完了形）

◆ ECG waveforms and intervals（心電図波形と間隔）

The ECG waveforms are labeled alphabetically, beginning with the P wave, which represents atrial depolarization (**Fig. 226-2**). The QRS complex represents ventricular depolarization, and the ST-T-U complex (ST segment, T wave, and U wave) represents ven-

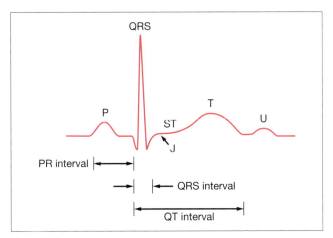

Fig. 226-2
Basic ECG waveforms and intervals. Not shown is the R-R interval, the time between consecutive QRS complexes.

tricular repolarization. The J point is the junction between the end of the QRS complex and the beginning of the ST segment. Atrial repolarization is usually too low in amplitude to be detected, but it may become apparent in such conditions as acute pericarditis or atrial infarction. （出典：Eugene Braunwald, et al.: Harrison's Principles of Internal Medicine. 15th ed., p1263, McGraw-Hill, 2001）

解　説　心電図の波形と間隔について、名称と発生機序が解説されている。

用語説明　are labeled alphabetically：アルファベット順で名付けられている ／ P wave：P 波 ／ represents atrial depolarization：心房の脱分極を表す ／ QRS complex：QRS 群 ／ ventricular depolarization：心室の脱分極を表す ／ ST segment：ST 部分 ／ ventricular repolarization：心室の再分極 ／ too low in amplitude to be detected：振幅が小さすぎて検出できない ／ become apparent：明らかになる ／ in such conditions as acute pericarditis or atrial infarction：急性心膜炎や心房梗塞のような場合に

COLUMN

臆せずに話そう！

　小生は、カナダのトロントに住んでいたことがある。トロントという都市は、先住民の言葉でルツボということらしく、多くの国籍をもつ人種であふれていた。つまり、人種のルツボである。となれば、英語を母国語とする人ばかりではない。

　トロントに行って驚いたのは、いろんななまりの英語が飛び交っていたことだ。しかも、誰として気後れなど感じていないようだった。外国人であるはずの私に向かって、いきなり道を尋ねたり、腕をつかんで時計を見せてくれなどと、話しかけられた。日本から着いたばかりなのに、私を外国人などと思っていないようだった。

　日本なまりでよいから、話せば通じるものだ。臆せずに話すことが、英語会話の上達につながると思う。

（NN）

4 検査と疾患

種々の疾患を診断したり、病態を解析するうえで臨床検査はきわめて有用である。本項では、代表的な疾患について、検査の役割を中心に述べたものを記載する。

◆ Acute myeloid leukaemia（急性骨髄性白血病）

Acute myeloid leukaemia occurs at all ages from the neonatal period to old age. However, the incidence increases steadily through adult life and old age. Acute myeloid leukaemia has been divided by the FAB group into eight morphological subtypes, which are summarized, in a simplified form, in **Table 4.6**. Diagnosis and classification of acute myeloid leukaemia require examination of a bone marrow aspirate but, since blast cells are usually present in the blood, a provisional diagnosis can often be made from examination of the blood film. It is necessary to recognize myeloblasts, monoblasts and normal and abnormal promyelocytes in order to recognize and classify acute myeloid leukaemia. In M0 and M1 acute myeloid leukaemia the predominant cell is a myeloblast. It is a large cell with a high nucleocytoplasmic ratio. One or more nucleoli may be detected in the nucleus. In M1 acute myeloid leukaemia the cytoplasm may contain scanty granules or Auer rods. In M2 acute myeloid leukaemia promyelocytes are also present. They have more numerous granules than myeloblasts and may have an eccentric nucleus and a Golgi zone. In M4 acute myeloid leukaemia both myeloblasts and monoblasts are present. Monoblasts are larger than myeloblasts with voluminous cytoplasm. Cytoplasmic basophilia varies from weak to moderately strong. The cytoplasm is sometimes vacuolated. The monoblast may be a round cell with a round nucleus or irregular in shape with a lobulated nucleus. There is often a large nucleolus. In M5 acute myeloid leukaemia the dominant cell may be a monoblast（M5a）or there may also be promonocytes and mature monocytes（M5b）. Promonocytes are larger than monocytes and have more basophilic and heavily granulated cytoplasm. M3 acute myeloid leukaemia is cytologically very distinctive. The promyelocyte

Table 4.6
Simplified FAB classification of acute myeloid leukaemia.

M0	Acute myeloblastic leukaemia with minimal evidence of myeloid differentiation
M1	Acute myeloid leukaemia with little maturation beyond the myeloblast stage
M2	Acute myeloid leukaemia with maturation
M3	Acute hypergranular promyelocytic leukaemia (M3) and its microgranular or hypogranular variant (M3 variant)
M4	Acute myelomonocytic leukaemia
M5	Acute monoblastic (M5a) and monocytic (M5b) leukaemia
M6	Acute erythroleukaemia
M7	Acute megakaryoblastic leukaemia

cytoplasm is packed with large, brightly staining azurophilic granules. There may be giant granules or bundles of Auer rods. M3 variant acute myeloid leukaemia is more difficult to diagnose on cytological features, particularly from the peripheral blood film. By light microscopy most of the promyelocytes have no apparent granules but a minority have fine dust-like granules, a pink blush to the cytoplasm or bundles of Auer rods. Many of the promyelocytes have a distinctive bilobed nucleus.

Most cases of acute myeloid leukaemia have a normocytic, normochromic anaemia and thrombocytopenia. A small minority of cases have an increased platelet count. Neutropenia is also characteristic but some cases of M2 acute myeloid leukaemia have neutrophilia. A very small minority of cases have eosinophilia or basophilia. M0 and M7 acute myeloid leukaemia cannot be distinguished from acute lymphoblastic leukaemia by microscopy alone. Diagnosis of M6 acute myeloid leukaemia always requires bone marrow examination.

（出典：Barbara J. Bain: A Beginner's Guide to Blood Cells. 2nd edition, p90-93, Blackwell Publishing, 2004）

解　説　臨床検査技師にとって重要な疾患である**急性骨髄性白血病**についての解説である。原著の著者はイギリス人のため、イギリス英語の綴りで leukaemia となっている。アメリカ英語では leukemia となる。また、急性骨髄性白血病は、acute myelocytic leukemia, acute myeloblastic leukemia とも表記され、**AML** の略語を使うことが多い。急性骨髄性白血病の分類と、形態学的な特徴、臨床的所見が述べられている。

用語説明　occurs at all ages from the neonatal period to old age：新生児期から高齢者までのどの年代にも発病する／through adult life and old age：成人期から高齢にかけて／the FAB group：French-American-British group、フランス、アメリカ、イギリスの研究者によるグループ／eight morphological subtypes：8 つの形態学的亜分類／in a simplified form：簡略化した形で／since 〜：〜なので／a provisional diagnosis：暫定的な診断／the blood film：血液塗抹標本／It is necessary to recognize 〜：〜することが必要である／in order to recognize and classify acute myeloid leukaemia：急性骨髄性白血病を診断し、分類するために／the predominant cell is a myeloblast：優位を占める細胞は骨髄芽球である／a large cell with a high nucleocytoplasmic ratio：核／細胞質比の大きな大型細胞／One or more nucleoli：1 個以上の核小体（nucleoli は nucleous の複数形）／the cytoplasm may contain scanty granules or Auer rods：細胞質は、わずかな顆粒またはアウエル小体を含むことがある／promyelocytes are also present：前骨髄球もある／more numerous granules than myeloblasts：骨髄芽球よりも多くの顆粒／an eccentric nucleus：異型な核／Golgi zone：ゴルジ領域／voluminous cytoplasm：豊富な細胞質／Cytoplasmic basophilia varies from weak to moderately strong：細胞質の好塩基性は弱陽性から中等度陽性までさまざまである／is sometimes vacuolated：ときに空胞がある／The monoblast may be a round cell with a round nucleus or irregular in shape with a lobulated nucleus.：単芽球は、円形の核を持つ円形の細胞か、分葉した核のある不整形をしている／there may also be promonocytes and mature monocytes：また、前単球と

成熟した単球があることもある ／ have more basophilic and heavily granulated cytoplasm：好塩基性がより強く、顆粒の多い細胞質がある ／ is cytologically very distinctive：細胞学的にきわめて特徴的である ／ is packed with large, brightly staining azurophilic granules：粗大で明るく染まるアズール顆粒がぎっしり詰まっている ／ bundles of Auer rods：束状になったアウエル小体 ／ variant：亜型 ／ is more difficult to diagnose on cytological features：細胞学的な特徴から診断するのは、もっと難しい ／ a minority have fine dust-like granules, a pink blush to the cytoplasm or bundles of Auer rods：少数の前骨髄球には、繊細な塵のような顆粒、淡紅色の細胞質、束状のアウエル小休がある ／ a distinctive bilobed nucleus：特有な2分葉した核 ／ a normocytic, normochromic anaemia and thrombocytopenia：正球性正色素性貧血と血小板減少（anaemia はイギリス英語で、アメリカ英語だと anemia である）／ neutropenia is also characteristic：好中球減少もまた特徴的である ／ M0 and M7 acute myeloid leukaemia cannot be distinguished from acute lymphoblastic leukaemia by microscopy alone：M0 または M7 タイプの急性骨髄性白血病は、顕微鏡検査だけからでは急性リンパ性白血病と鑑別することができない ／ Diagnosis of M6 acute myeloid leukaemia always requires bone marrow examination.：M6 タイプの急性骨髄性白血病を診断するには、常に骨髄検査が必要となる

◆ Graves' disease（甲状腺機能亢進症）

　By far the most common form of thyrotoxicosis is that associated with diffuse enlargement of the thyroid, hyperactivity of the gland, and the presence of antibodies against different fractions of the thyroid gland. This autoimmune thyroid disorder is called Graves' disease (Basedow's disease). It is much more common in women than in men (8:1), and its onset is usually between the ages of 20 and 40. It may be accompanied by infiltrative ophthalmopathy (Graves' exophthalmos) and, less commonly, by infiltrative dermopathy (pretibial myxedema). It may also be associated with other systemic autoimmune disorders such as pernicious anemia, myasthenia gravis, diabetes mellitus, etc. It has a familial tendency, and histocompatibility studies have shown an association with group HLA-B8 and HLA-DR3. The pathogenesis of the hyperthyroidism of Graves' disease involves the formation of autoantibodies that bind to the TSH receptor in thyroid cell membranes and stimulate the gland to hyperfunction. TSH receptor antibodies (TSH-R Ab [stim]) are demonstrable in the plasma of about 80% of patients with Graves' disease. Other antibodies such as ANA are generated in Graves' disease, with antimicrosomal or antithyroglobulin antibodies being increased in most patients.

（出典：Lawrence M., Tierney, Jr.: Current Medical Diagnosis & Treatment 2002. 41st edition, p1150, McGraw-Hill, 2001）

解説　甲状腺機能亢進症として最も頻度の高いグレーブス病（バセドウ病）について解説されている。グレーブス病は TSH 受容体に対する自己抗体が原因で発症する自己免疫疾患で、女性に多く、眼球突出、粘液水腫などの臨床的特徴が述べられている。

用語説明 By far the most common form of thyrotoxicosis is that associated with diffuse enlargement of the thyroid, hyperactivity of the gland, and the presence of antibodies against different fractions of the gland：群を抜いて多い甲状腺機能亢進症は、甲状腺のびまん性肥大、甲状腺の活性亢進、甲状腺の種々の成分に対する自己抗体を持つタイプである／ Graves' disease：グレーブス病。日本ではバセドウ病とよばれることが多いが、1840年のバセドウによる報告よりも古い1835年にアイルランドのグレーブスが症例を報告しており、英米ではグレーブス病とよぶことが多い／ much more common：はるかに多い／ infiltrative ophthalmopathy：浸潤性の眼症／ less commonly：頻度は低いが／ infiltrative dermopathy：浸潤性の皮膚症／ pretibial myxedema：前脛骨の粘液水腫／ other systemic autoimmune disorders such as pernicious anemia, myasthenia gravis, diabetes mellitus, etc.：悪性貧血、重症筋無力症、糖尿病などの全身性の自己免疫疾患。etc.はラテン語の *et cetera* に由来し、その他、〜などを指す／ a familial tendency：家系内の集積性／ histocompatibility studies：組織適合性の研究／ The pathogenesis of the hyperthyroidism of Graves' disease involves the formation of autoantibodies that bind to the TSH receptor in thyroid cell membranes and stimulate the gland to hyperfunction.：グレーブス病における甲状腺機能亢進症の病態発生は、甲状腺細胞膜にある甲状腺刺激ホルモンTSHの受容体と結合して甲状腺の機能を亢進させる自己抗体の産生を伴う／ Other antibodies such as ANA are generated in Graves' disease, with antimicrosomal or antithyroglobulin antibodies being increased in most patients.：グレーブス病では抗核抗体（ANA）のような他の自己抗体も発生し、多くの患者では抗マイクロゾーム抗体や抗サイログロブリン抗体の出現が増加している

◆ Hepatitis A（A型肝炎）

（**Figure 15-1**）Hepatitis A virus（HAV）is a 27-nm RNA hepatovirus（in the picornavirus family）that may cause epidemics or sporadic cases of hepatitis. Transmission of the virus is usually by the fecal-oral route, and spread is favored by crowding and poor sanitation. Common source outbreaks may result from contaminated water or food. The incubation period averages 30 days. Hepatitis A virus（HAV）is excreted in feces for up to 2 weeks before the onset of clinical illness. HAV is rarely demonstrated in feces after the first week of illness. The mortality rate for hepatitis A is low, and fulminant hepatitis A is uncommon except perhaps for rare instances in which acute hepatitis A occurs in a patient with chronic hepatitis C. Chronic hepatitis A does not occur, and there is no carrier state. Clinical illness is more severe in adults than in children, in whom hepatitis A is often asymptomatic.

Antibody to hepatitis A（anti-HAV）appears early in the course of the illness. Both IgM and IgG anti-HAV are detectable in serum soon after the onset of the illness. Peak titers of IgM anti-HAV occur during the first week of clinical disease and usually disappear within 3-6 months. Detection of IgM anti-HAV is an excellent test for diagnosing acute hepatitis A. Titers of IgG anti-HAV peak after 1 month of the disease and may persist for years. The

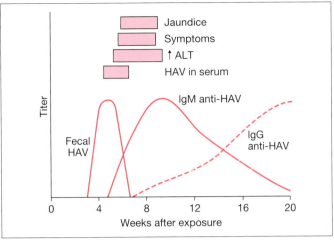

Figure 15-1
The typical course of acute type A hepatitis. (HAV, hapatitis A virus; anti-HAV, antibody to hepatitis A virus; ALT, alanine aminotransferase.) (Reproduced, with permission, from Koff RS: Acute viral hepatitis. In: Friedman LS, Keeffe EB, [editors]. *Handbook of Liver Disease*. Churchill Livingstone, 1998)

presence of IgG anti-HAV alone indicates previous exposure to HAV, non-infectivity, and immunity to recurring HAV infection. In the USA, about 33% of the population have serologic evidence of previous infection.

（出典：Lawrence M., Tierney, Jr.: Current Medical Diagnosis & Treatment 2002. 41st edition, p678-679, McGraw-Hill, 2001）

解　説　ウイルス肝炎のうち、経口感染する A 型肝炎について、感染経路、臨床所見、抗体の変動と診断上の意義などが記述されている。

用語説明　a 27-nm RNA hepatovirus：27 ナノメートルの大きさの RNA 肝炎ウイルス ／ in the picornavirus family：ピコルナウイルス科に属する ／ epidemics：流行性感染（複数形になっている） ／ sporadic cases：散発的発症 ／ transmission of the virus：ウイルスの感染 ／ the fecal-oral route：便から口を介する経路 ／ spread is favored by crowding and poor sanitation：人口が密集し、衛生状況が悪いと広がりやすい ／ Common source outbreaks may result from contaminated water or food.：よくみられる大発生として、ウイルスに汚染された水か食物が原因のことがある ／ the incubation period：潜伏期 ／ is excreted in feces for up to 2 weeks before the onset of clinical illness：臨床症状が出る以前の 2 週間までも便中に排泄される ／ is rarely demonstrated in feces after the first week of illness：発病 1 週間以降も便中に排泄されることはめったにない ／ mortality rate：死亡率 ／ fulminant：劇症 ／ rare instances in which acute hepatitis A occurs in a patient with chronic hepatitis C：慢性 C 型肝炎の患者に A 型急性肝炎が発症するという稀な場合 ／ carrier state：キャリアの状態 ／ asymptomatic：無症状 ／ are detectable in serum soon after the onset of the illness：発病してすぐに血清中に検出される ／ peak titers of

IgM anti-HAV：IgM 型抗 A 型肝炎ウイルスの最高抗体価／ an excellent test for diagnosing acute hepatitis A：A 型肝炎の診断に優れた検査／ persist for years：何年も続く／ The presence of IgG anti-HAV alone indicates previous exposure to HAV, non-infectivity, and immunity to recurring HAV infection.：IgG 型抗 HAV 抗体のみが検出される場合は既往感染を意味し、感染性はなく、かつ A 型肝炎ウイルスの再感染に対して免疫能が獲得されていることを示す／ about 33% of the population have serologic evidence of previous infection：人口の約 33％が血清学的に既往感染といえる

COLUMN

オーストラリアに死ぬために来た？

　ある年の 2 月、出張でオーストラリアのメルボルン大学を訪れた。丁度寒波のため、分厚いセーターとダウンコートに身を包んで成田を発った。降り立ったメルボルンは真夏。急いで T シャツと半ズボンに着替える羽目に。

　ホテルにメルボルン大学の教授が迎えに来てくれた。汗びっしょりの小生を見つけ、

　Today, it is so hot.

と通常の挨拶をしてきた。が、彼の発音は、「トゥダイ、イト…」だった。冒頭の言葉を

　To die, …

と聞き間違えたのだ。まさか死ぬためにオーストラリアへ来たのか、とは !? いくらなんでも失礼だろう。

　しかし、彼の英語に慣れるにつれ、オーストラリアなまりだと気づいた。イギリス、すなわち UK のことを「ユーカイ」と言う。どちらかと言えばアメリカ英語に慣れすぎており、イギリス英語、さらにはオーストラリア英語の特性を見失っていた。狭い日本国内ですら、方言はある。地球規模で話される英語にも様々な発音があるのは当然だろう。

　郷に入っては郷に従い、地元人の英語で会話してみよう。

（NN）

CHAPTER 3 臨床検査に関する用語

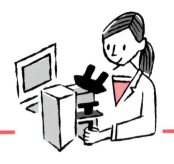

1 検査関係用語

臨床検査でよく用いられる英語表記を示す。

◆ 臨床検査に関する用語

❶ 尿検査 urinalysis, urine analysis, examination of the urine

- **外観** appearance
    clear（透明な）／ turbid, cloudy（濁った）／ yellow（黄色）／ light orange（明るいオレンジ色）／ brown（褐色）／ red（赤）

- **pH**
    acid（酸性の）／ alkaline（アルカリ性の）

- **比重** specific gravity
    isosthenuria（等張尿）／ hyposthenuria（低張尿）／ hypersthenuria（高張尿）

- **試験紙法検査** urine dipstick test
    protein（タンパク）／ glucose（糖）／ occult blood（潜血）／ ketone（ケトン体）／ bilirubin（ビリルビン）／ urobilinogen（ウロビリノゲン）／ nitrite（亜硝酸塩）／ leukocyte（白血球）

- **尿沈渣** urinary sediment
    【cell（細胞）】red cell（赤血球）／ white cell（白血球）／ epithelial cell（上皮細胞）
    【cast, cylinder（円柱）】hyaline cast（硝子円柱）／ granular cast（顆粒円柱）／ waxy cast（ろう様円柱）／ fatty cast（脂肪円柱）／ red blood cell cast（赤血球円柱）／ white blood cell cast（白血球円柱）／ epithelial cell cast（上皮細胞円柱）
    【crystal（結晶）】urate（尿酸塩）／ oxalate（シュウ酸塩）／ carbonate（炭酸塩）／ phosphate（リン酸塩）／ sperm（精子）／ amorphous urates（無定形尿酸）／ fat droplets（脂肪滴）

- **種々の異常な尿の表現**
    hematuria（血尿）／ hemoglobinuria（ヘモグロビン尿）／ pyuria（膿尿）／ bacteriuria（細菌尿）／ glycosuria（糖尿）／ proteinuria（タンパク尿）／ chyluria（乳び尿）／ bilirubinuria（ビリルビン尿）

第Ⅱ編　論文・学会発表・文献編

99

- 尿検査結果の表現例
    - 〈例文〉尿検査に異常はなかった。
        Urinalysis was normal.
        Urine examination did not reveal any abnormalities.
    - 〈例文〉尿は麦わら色で混濁し、アルカリ性で比重は 1.105 であった。
        The urine was straw colored and cloudy, with an alkaline reaction and specific gravity 1.105.
    - 〈例文〉尿は濃く、タンパクが 2＋であった。
        The urine was dark and gave a 2+ test for albumin.
    - 〈例文〉尿沈渣では、強拡大で赤血球 5〜8 個、白血球数個、硝子様円柱 10〜30 個を認めた。
        The urine sediments contained 5 to 8 red blood cells, a few white blood cells and 10〜30 hyaline casts per high-power field.
    - 〈例文〉尿タンパクは強陽性であったが、ベンス ジョーンズタンパクは陰性だった。
        The urine gave a strongly positive test for protein, but negative for Bence Jones protein.

❷ 便検査　examination of feces, stool examination

- 硬さ　consistency
    watery（水様）／ soft（軟らかい）／ hard（硬い）／ mushy（粥状の）／ muddy（泥状の）
- 形　form
    formed（有形の）／ formless（無形の）／ skybala（兎糞）
- 種々の異常な便の表現
    tarry（タール様）／ bloody（血性）／ mucous（粘液性）／ purulent（膿性）
- 潜血反応　occult blood test
- 寄生虫　parasite
    ova（寄生虫卵；ovum の複数）／ *Ascaris*（回虫、roundworm, eel worm）／ *Trichuris*（鞭虫、whipworm）／ *Ancylostoma*（鉤虫、hookworm）／ *Taenia*（条虫、tapeworm）／ *Enterobius vermicularis*（蟯虫、pinworm）
- 便検査結果の表現例
    - 〈例文〉便は軟らかく、形がなかった。
        The feces were soft and formless.
    - 〈例文〉検便では、潜血陰性で、虫卵や寄生虫を認めなかった。
        Stool examination was negative for occult blood, and revealed no ova or parasites.

❸ 血液学的検査 hematological examination

- **全血球検査** complete blood count（CBC）

    erythrocyte, red blood cell（赤血球）／ hemoglobin（ヘモグロビン）／ hematocrit（ヘマトクリット）／ reticulocyte（網赤血球）／ white blood cell, leukocyte（白血球）／ platelet, thrombocyte（血小板）

- **顕微鏡** microscope

    binocular microscope（双眼顕微鏡）／ fluorescent microscope（蛍光顕微鏡）／ phase (contrast) microscope（位相差顕微鏡）／ electron microscope（電子顕微鏡）／ illumination（照明）／ source of light（光源）／ diagram, aperture（絞り）／ condenser（コンデンサー）／ ocular（接眼レンズ）／ objective（対物レンズ）／ oil-immersion objective（油浸レンズ）／ dark field（暗視野）／ high power（強拡大）／ low power（弱拡大）／ photomicrograph（顕微鏡写真）

- **血液像** blood picture

    blood smear（血液塗抹）／ stained blood film（塗抹染色標本）／ neutrophil（好中球）／ bandform neutrophil（桿状核好中球）／ segmented neutrophil（分葉核好中球）／ eosinophil（好酸球）／ basophil（好塩基球）／ lymphocyte（リンパ球）／ monocyte（単球）

- **血液凝固** blood coagulation

    prothrombin time（プロトロンビン時間）／ activated partial thromboplastin time（活性化部分トロンボプラスチン時間）／ coagulation factors（凝固因子）／ fibrinolysis（線溶）

- **骨髄穿刺** bone marrow aspiration

    myelogram（骨髄像）／ blast（芽球）／ myeloblast（骨髄芽球）／ promyelocyte（前骨髄球）／ myelocyte（骨髄球）／ metamyelocyte（後骨髄球）／ erythroblast（赤芽球）／ megakaryocyte（巨核球）／ plasma cell（形質細胞）

- **血液検査結果の表現例**

    〈例文〉血液検査では、赤血球数 456 万、ヘモグロビン 13.6 g/dL、ヘマトクリット 48％、白血球数 4,800、好中球 52％、リンパ球 38％、好酸球 2％、単球 8％ であった。

    例 1）Examination of the blood showed a red blood cell count of 4,560,000, a hemoglobin concentration of 13.6 g/dL, a hematocrit value of 48% and a white cell count of 4,800, with 52% neutrophils, 38% lymphocytes, 2% eosinophils, and 8% monocytcs.

    例 2）Hematological values were as follows: red blood cell count, 4,560,000; hemoglobin, 13.6 g/dL; hematocrit, 48%; white cell count, 4,800, with 52% neutrophils, 38% lymphocytes, 2% eosinophils, and 8% monocytes.

    〈例文〉血液塗抹標本で大球性正色素性赤血球を認めた。

    Blood film showed macrocytic normochromic red cells.

    〈例文〉白血球数は 36,000 で、著明な核左方推移を認めた。

    The white blood cell count was 36,000 with a marked shift to the left.

〈例文〉出血時間は 3 分で、プロトロンビン時間は 15.8 秒であった。

The bleeding time was 3 minutes and the prothrombin time was 15.8 seconds.

❹ 血液生化学検査　blood chemistry test, chemical analysis of blood

- 機能検査　function test

    liver function test（肝機能検査）／ renal function test（腎機能検査）／ endocrine function test（内分泌機能検査）／ tolerance test（負荷試験）

- 検査項目

    total protein（総タンパク）／ albumin（アルブミン）／ globulin（グロブリン）／ aspartate aminotransferase（アスパラギン酸アミノトランスフェラーゼ）／ alanine aminotransferase（アラニンアミノトランスフェラーゼ）／ lactic dehydrogenase（乳酸脱水素酵素）／ alkaline phosphatase（アルカリホスファターゼ）／ amylase（アミラーゼ）／ bilirubin（ビリルビン）／ thymol turbidity test（チモール混濁試験）／ zinc turbidity test（硫酸亜鉛試験）／ ammonia（アンモニア）／ urea nitrogen（尿素窒素）／ creatinine（クレアチニン）／ uric acid（尿酸）／ sodium（ナトリウム）／ potassium（カリウム）／ chloride（塩素）／ calcium（カルシウム）／ magnesium（マグネシウム）／ iron（鉄）／ copper（銅）／ cholesterol（コレステロール）／ triglyceride（トリグリセリド）／ glucose（糖）

- 血液生化学検査結果の表現例

〈例文〉血液生化学検査はすべて正常範囲であった。

Blood chemistry findings were all within normal limits.

〈例文〉AST 値は 52 U であった。

AST level was 52 U.

〈例文〉空腹時血糖は 90 mg で、糖負荷試験では 30 分、1 時間、2 時間の値はそれぞれ 160、210、140 mg/dL であった。

The fasting blood sugar was 90 mg/dL. A glucose tolerance test showed subsequent levels of 160, 210, and 140 mg/dL at half an hour, one hour and two hours, respectively.

〈例文〉尿素窒素は 24 mg/dL、クレアチニン 1.6 mg/dL、尿酸 8.8 mg/dL であった。

The urea nitrogen was 24 mg/dL, the creatinine 1.6 mg/dL and the uric acid 8.8 mg/dL.

〈例文〉ICG 試験は 15 分値 12％であった。

An ICG test showed 12% retention at 15 min.

❺ 免疫血清検査：血清検査 serologic（serological）test；免疫検査 immunologic（immunological）test

agglutination test（凝集反応）／ neutralization test（中和反応）／ precipitation test（沈降反応検査）／ complement fixation test（補体結合反応検査）／ enzyme immunoassay（酵素免疫測定法）／ enzyme-linked immunosorbent assay（固相酵素免疫測定法）／

fluorescent antibody method（蛍光抗体法）／ immunoradiometric assay（免疫放射定量法）／ radioimmunoassay（放射免疫測定法）／ antigen（抗原）／ antibody（抗体）／ C-reactive protein（C反応性蛋白）／ rheumatoid factor（リウマトイド因子）／ serological test for syphilis（梅毒血清反応）／ *Treponema pallidum* hemagglutination test（梅毒トレポネーマ感作赤血球凝集試験）／ autoantibody（自己抗体）／ immune complex（免疫複合体）

- 免疫血清検査結果の表現例

  〈例文〉梅毒血清検査は陽性であったが、脳脊髄液では陰性であった。
  The serological test for syphilis was positive in the blood but negative in the spinal fluid.

  〈例文〉抗核抗体価は 1:64 であった。
  The titer of antinuclear antibody was 1:64.

  〈例文〉急性期と回復期のペア血清で抗体価は 8 倍上昇していた。
  Antibody titers of paired acute and convalescent sera showed a 8-fold increase.

  〈例文〉補体結合反応は 1:128 の希釈倍率で陽性であった。
  A complement fixation test was positive in 1:128 dilution.

  〈例文〉B型肝炎ウイルスの血清マーカーは陰性だった。
  Serological markers for hepatitis B virus were negative.

  〈例文〉ムンプスの補体結合反応は 16 倍で陽性だった。
  Mumps complement fixation reaction was positive in a titer of 1:16.

❻ 細菌学的検査、微生物学的検査 bacteriological examination, microbiological examination

- 病原微生物 pathogenic microorganisms

  【bacteria（細菌）】coccus, cocci（複）（球菌）／ bacillus, bacilli（複）（桿菌）／ staphylococcus（ブドウ球菌）／ streptococcus（連鎖球菌）／ acid-fast bacillus（抗酸菌）／ fungus, fungi（複）（真菌）／ rickettsia, rickettsiae（複）（リケッチア）／ spirochaete（スピロヘータ）／ mycoplasma（マイコプラズマ）／ chlamydia（クラミジア）／ virus（ウイルス）

- 塗抹 smear、染色 stain, staining

  smear on a slide（塗抹する）／ fix in the flame（火炎で固定する）／ smear, film（塗抹標本）／ dye, staining solution（染色液）／ stain（染色する）／ decolorization（脱色）／ acid-fast（抗酸性）／ Gram-positive（グラム陽性）／ Gram-negative（グラム陰性）／ Gaffky scale（ガフキー号数）

- 培養 culture

  sterile tube（滅菌試験管）／ sterile container（滅菌容器）／ medium, media（複）（培地）／ liquid medium（液体培地）／ synthetic medium（合成培地）／ agar（寒天）／ agar plate（平板寒天）／ slanted agar（斜面寒天）／ Petri dish（シャーレ）／ cotton plug（綿栓）／ flame（火炎で熱する）／ culture, cultivate（培養する）／ incubate（インキュベートする。孵卵器に入れる）／ incubator（孵卵器, インキュベータ）／ inoculum（接種液）

platinum wire loop（白金耳）／ platinum wire needle（白金線）／ nichrome wire（ニクロム線）／ growth（発育）／ colony（集落）／ scrial cultivation（継代培養）／ streak culture（画線培養）／ draw streak（画線する）／ stab culture（穿刺培養）／ pure culture（純培養）／ sensitivity（感受性）／ sensitive（感受性のある）／ resistance（耐性）／ resistant（耐性の）／ sensitivity test（感受性試験）／ antibiotic（抗生物質）

● **細菌学的検査結果の表現例**

〈例文〉血液培養は陰性であった。

  Blood culture showed no growth.　Blood culture was negative for pathogens.

〈例文〉血液培養で繰り返し緑膿菌が検出された。

  Blood cultures were repeatedly positive for *Pseudomonas aeruginosa*.

〈例文〉脊髄液の直接塗抹標本グラム染色で多数のグラム陽性球菌を検出した。

  A Gram stain of direct smears from spinal fluid revealed numerous Gram-positive cocci.

〈例文〉喀痰の塗抹標本の鏡検で抗酸菌が検出された。

  Microscopic examination of smears of sputum revealed acid-fast bacilli.

〈例文〉12月5日の咽頭ぬぐい液からはウイルスは検出されなかった。

  No virus was isolated from throat swabs obtained on Dec. 5.

〈例文〉IVHカテーテル先端の培養で、ペニシリン耐性の黄色ブドウ球菌が発育した。

  A culture of the tip of the IVH line yielded a growth of *Staphylococcus aureus* resistant to penicillin.

❼ 臨床生理検査 clinical physiological examination

● 心電図検査 electrocardiography

exercise electrocardiography（負荷心電図検査）／ Holter monitoring（ホルター心電図検査）／ electrocardiogram（心電図）／ electrocardiograph（心電計）／ phonocardiogram（心音図）／ standard limb leads（標準肢誘導）／ precordial leads（胸部誘導）／ calibration curve（較正曲線）／ base line, isoelectric line（基線）／ wave（棘波）／ QRS complex（QRS波）／ interval（間隔）／ electrical axis（電気軸）／ right axis deviation（右軸偏位）／ left axis deviation（左軸偏位）／ low voltage（低電位差）／ high voltage（高電位差）／ right ventricular hypertrophy（右室肥大）／ left ventricular hypertrophy（左室肥大）／ conduction（伝導）／ delay（遅延）／ right bundle branch block（右脚ブロック）／ left bundle branch block（左脚ブロック）／ notching（分裂）／ splintering（分裂）／ flat T wave（平坦化T波）／ tall T wave（T波増高）／ inverted T wave（T波陰転）／ elevation（上昇）／ elevated（上昇した）／ depression（下降）／ depressed （下降した）／ diphasic（2相の）

● 呼吸機能検査 respiratory function test

spirometry（肺活量測定）／ spirometer（肺活量計）／ vital capacity（肺活量）／ tidal volume（1回換気量）／ inspiratory capacity（深吸気量）／ expiratory reserve volume（呼

気予備量）／ inspiratory reserve volume（吸気予備量）／ functional residual volume（機能的残気量）／ one second forced expiratory volume（1秒量）／ percent of FEV$_{1.0}$/FVC（1秒率）／ airway resistance（気道抵抗）／ pulmonary resistance（肺抵抗）

● 脳波検査 electroencephalography

activation（賦活）／ frequency（周波数）／ high voltage slow wave（高電位徐波）／ low voltage EEG（低電位脳波）／ generalized（全汎性）／ localized（限局性の）／ alpha rhythm（αリズム）／ beta rhythm（βリズム）／ spike（棘波）／ slow wave（徐波）／ diffuse（汎発性）／ sporadic（散発性）／ transient（一過性）／ diphasic（2相性）／ monophasic（単相性）／ continuous（持続性）／ paroxysmal（発作性）／ bilateral（両側性）／ unilateral（一側性）

● 臨床生理検査の表現例

〈例文〉心電図は正常であった。
　　　An electrocardiogram was within normal limit.

〈例文〉心電図で完全右脚ブロックがみられた。
　　　An electrocardiogram revealed complete right bundle branch block.

〈例文〉心電図では、心拍数68、洞調律で、ST部とT波にわずかな異常があった。
　　　An electrocardiogram demonstrated a sinus rhythm at a rate of 68 per min, with minor ST-segment and T-wave abnormalities.

〈例文〉Ⅱ、Ⅲ、aV$_R$、全胸部誘導で深いQ波とST上昇を認めた。
　　　There were deep Q waves and ST-elevation in Ⅱ, Ⅲ, aV$_R$ and all precordial leads.

〈例文〉トレッドミル試験でSTが1mm下降した。
　　　A treadmill test showed 1 mm ST-segment depressions.

〈例文〉努力性肺活量は5Lであった。
　　　The forced vital capacity was 5.0 L.

〈例文〉肺活量は拘束性肺疾患で低い。
　　　The vital capacity is low in restrictive lung diseases.

〈例文〉1秒量が著しく低下していた。
　　　The one second forced expiratory volume or FEV$_{1.0}$% was grossly reduced.

〈例文〉脳波所見は正常範囲と解釈された。
　　　An electroencephalogram was interpreted as within normal limits.

〈例文〉脳波記録は一見して異常であった。
　　　The electroencephalogram tracing was grossly abnormal.

〈例文〉基礎律動は不揃いで、発達の悪い4.5から5Hzの棘波からなっていた。
　　　The background rhythm consisted of poorly organized, poorly developed 4.5 to 5.0 Hz spikes.

〈例文〉覚醒時脳波でも睡眠脳波でも、両側の後頭、中心、側頭、頭頂、前頭部に数個の鋭波が存在した。
　　　In both the awakening and sleep records, several sharp waves on both occipital, central, temporal, parietal, and frontal regions were present.

❽ 超音波検査 ultrasonographic examination, ultrasound study

echogram（超音波像）／ echocardiography（心臓超音波検査）／ echocardiogram（心臓エコー図）／ Doppler echocardiography（ドプラ心臓エコー検査）／ endoscopic ultrasonography（超音波内視鏡検査）／ isoechoic（等エコー）／ hypoechoic（低エコー）／ hyperechoic（高エコー）

● 超音波検査結果の表現

〈例文〉心エコー図で僧帽弁後尖に疣贅を認めた。
　　　　The echocardiogram showed a vegetation on the posterior mitral leaflet.

〈例文〉断層心エコー検査で心房中隔穿孔が認められた。
　　　　Cross-sectional echocardiography revealed perforation of interatrial septum.

〈例文〉膵臓の大きさとエコー像は正常である。
　　　　The pancreas is normal in size and echotexture.

〈例文〉腹部超音波検査で充実性のエコーパターンを示す4×6 cm大の軟部組織腫瘤を認めた。
　　　　An ultrasound study of the abdomen revealed a soft-tissue mass, 4 by 6 cm, with a solid echo pattern.

〈例文〉右腎下極に低エコーの嚢胞を1個認めた。
　　　　An echolucent cyst was noted in the lower pole of the right kidney.

❾ 病理学的検査 pathological test

● 細胞診 cytology, cytologic examination

exfoliative cytology（剥離細胞診）／ washing cytology（洗浄細胞診）／ vaginal smear（腟分泌物塗抹標本）

● 組織学的検査 histological (histologic) examination

biopsy（生検）／ biopsy specimen（生検標本）／ needle biopsy（針生検）／ aspiration biopsy（吸引細胞診）／ blind biopsy（盲目的生検）／ endoscopic biopsy（内視鏡的生検）／ excisional biopsy（切除生検）／ open biopsy（切開生検）／ punch biopsy（パンチ生検）／ section（切片標本）／ frozen section（凍結切片）／ serial sections（連続切片）

● 炎症 inflammation

inflammatory（炎症性の）／ abscess（膿瘍）／ necrosis（壊死）／ fibrosis（線維化）

● 腫瘍 tumor

benign（良性）／ malignant（悪性）／ neoplasm（新生物）／ cancer, carcinoma（癌）／ sarcoma（肉腫）／ epithelial（上皮性）／ differentiated（分化した）／ undifferentiated（未分化の）／ adenocarcinoma（腺癌）／ squamous cell carcinoma（扁平上皮癌）／ metastasis（転移）

● 病理検査結果の表現

〈例文〉喀痰細胞診検査で腫瘍細胞は証明されなかった。
　　　　Cytologic examination of a sputum specimen was negative for malignant cells.

〈例文〉腟分泌物のパパニコロウ染色では悪性細胞が陽性であった。
　　　　A Papanicolaou stain of the vaginal smear was positive for malignant cells.

〈例文〉 胃剥離細胞診で多数の印環細胞を認めた。
Exfoliative cytologic studies of the stomach revealed many signet-ring cells.
〈例文〉 肝生検標本で肝硬変の初期病変を認めた。
The hepatic biopsy specimen revealed early changes of liver cirrhosis.
〈例文〉 左斜角筋リンパ節生検で腺癌細胞の転移を認めた。
A biopsy of a left scalene lymph node revealed metastatic adenocarcinoma.
〈例文〉 胃粘膜生検標本の鏡検では萎縮性胃炎の所見を示した。
Microscopic examination of biopsy specimens of the gastric mucosa showed morphological changes of atrophic gastritis.

◆ 装置、機器類

densitometer	濃度計
spectrophotometer	分光光度計
sequential multiple analyzer（simultaneous multianalyzer）	同時多項目分析装置
high-performance liquid chromatography（HPLC）	高速液体クロマトグラフィ
electrophoresis apparatus	電気泳動装置
microscope	顕微鏡
electron microscope	電子顕微鏡
flow cytometry	フローサイトメトリ
computed tomography	コンピュータ断層撮影（CT）
centrifuge	遠心機
ultracentrifuge	超遠心機
autoclave	オートクレーブ（高圧滅菌ガマ）
microtome	ミクロトーム
refrigerator	冷蔵庫
freezer	冷凍庫
incubator	培養器、孵卵器、インキュベータ
water bath	恒温槽
aspirator	吸引機
desiccator	乾燥機
bench	実験台
vacuum pump	真空ポンプ
shaker	振盪機
balance	天秤
microwave oven	電子レンジ
fume hood	ドラフト
bunsen burner	ガスバーナ
gas outlet	ガス栓
power supply	電源装置

plug	プラグ（差し込み）
power outlet, socket	コンセント、電気差し込み口

◆ 試薬、検査器具など

reagents, chemicals	試薬
filter paper	濾紙
weighing paper	薬包紙
spatula	スパーテル、へら、薬さじ
aluminium foil	アルミホイル
wrap	ラップ
test tube	試験管
Erlenmeyer flask	三角フラスコ
round bottomed flask	丸底フラスコ
graduated cylinder	メスシリンダ
Petri dish	シャーレ
bottle	ビン
funnel	漏斗（ろうと）
pipetman	ピペットマン
tip	チップ
forceps	ピンセット
tap water	水道水
distilled water	蒸留水
MilliQ water, nanopure water, ultrapure water	超純水
distilled deionized water, double distilled water	再蒸留水、ddH_2O

◆ 文具類

ball-point pen	ボールペン
pencil	鉛筆
magic marker	マジックペン
eraser, rubber	消しゴム
white-out	修正液
lab note	実験ノート
folder	ファイル
glue	糊
scotch tape	セロハンテープ
vinyl tape	ビニールテープ
packaging tape	ガムテープ
scissors	はさみ

razor blade	剃刀
thumb tack, push pin	画鋲
paper clip, binder clip	クリップ
ruler	定規
stapler	ステープラー
shelf	棚
drawer	引き出し

2 外国製品の説明書

外国製品を使用することもある．説明書の一例を記す．

機器名：ABC ANALYZER

機器の概要

　The ABC ANALYZER is the most versatile size analyzer available for a multitude of broad size range materials. It provides number and volume in one measurement, working in the range of 1-100 nm. It will give the high resolution and accuracy in pharmaceutical or biological areas.

性能の特徴

　Utilizes the ABC ANALYZER to measure particle volume - the universally accepted expression of particle size.

　Its response is unaffected by particle color or refractive index.

　10-200 user-selectable size channels give you the highest resolution for all samples.

　Display both number and volume.

　Easy set-up procedure. An 'automatic' mode means the ABC ANALYZER is ready for your use in seconds. Your results are produced and displayed rapidly, with typical analysis time of 30-90 seconds.

操作の説明

　A special set-up menu lets you quickly prepare the ABC ANALYZER for analysis. You need only set the aperture size.

　Simple keystroke operation means you will find the ABC ANALYZER easy to use.

　The ABC ANALYZER is automatically calibrated by using the RECALL CALBIRATION routine. Setting FULL, RESET and START will start data acquisition.

解説　ABC ANALYZERという粒子のサイズ分析機器（架空の製品）についての説明パンフレットである．当該機器の性能、操作説明が簡略に記載されている．こうしたパ

ンフレットでは、主語が省略されたり、修飾語が省かれるなど、簡略化された文体になっており、利用者が容易に理解できるように工夫されている。

用語説明　versatile：多用途の ／ size analyzer：サイズの解析装置 ／ available：利用できる ／ a multitude of broad size range materials：多くの幅広いサイズの材料 ／ number and volume：数と容積 ／ in one measurement：一回の測定で ／ in the range of 1-100 nm：1〜100 nm の範囲で ／ the high resolution and accuracy：高い分解能と正確性 ／ the universally accepted expression of particle size：粒子のサイズを表現すると広く認められている ／ unaffected：影響されない ／ refractive index：屈折係数 ／ user-selectable size channels：利用者が選択できるサイズのチャンネル ／ easy set-up procedure：簡単な立ち上げ手順 ／ ready for your use in seconds：数秒以内で利用可能 ／ Your results are produced and displayed rapidly, with typical analysis time of 30-90 seconds.：結果は急速に出て表示される。標準的には 30-90 秒で解析される ／ aperture：開口部 ／ simple keystroke operation：単純なキー操作 ／ is automatically calibrated：自動的にキャリブレーションされる ／ start data acquisition：データの取り込みが開始される

COLUMN

ギリシア人の勝ち

再びトロント（カナダ）での話だ。

ギリシア人と Isabella Street 31 という番地の住所に行くことになった。途中で道がわからず、通行人に道をたずねた。31 番地というのを、つい日本語式に「サーティワン」と言ったところ、相手の頭は？で巡らされた。たまらず、ギリシア人がギリシア語なまりで「ターティワン」と言ったところ、すぐさま相手は「Oh, thirty one」と理解した。

日本人の発音でよく注意されるのが、「l」と「r」、「th」と「s」の区別だ。th はついサシスセソと発音しがちだ。へたに「I think 〜」と発音しようものなら、「I sink 〜」と沈没の憂き目にあってしまう。ギリシア人のタチツテトのほうがはるかに通じる。発音には気をつけたいものだ。

（NN）

【付録】
英語アラカルト

1 からだの表現
2 症状の表現
3 疾患名
4 診療科の名称と専門医の呼称
5 診療部門
6 医療スタッフ
7 略語一覧表

1 からだの表現

◆ 体表

❶ 身体の前面全体

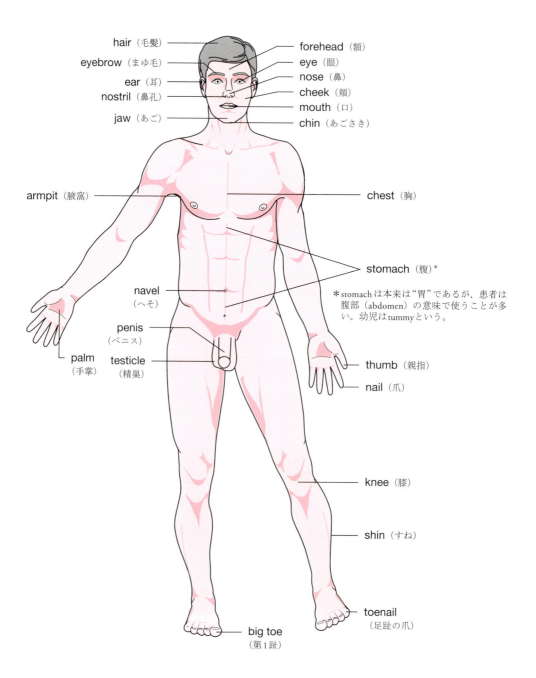

* stomach は本来は"胃"であるが、患者は腹部（abdomen）の意味で使うことが多い。幼児は tummy という。

112

❷ 身体の背面全体

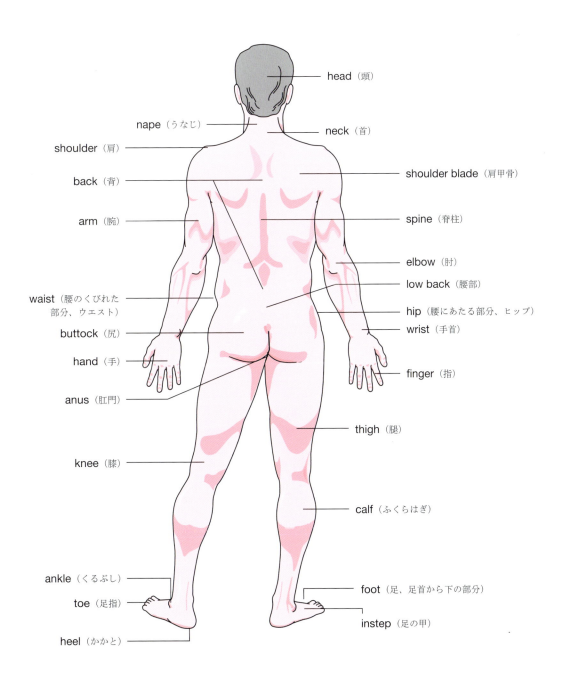

〖付録〗英語アラカルト

113

❸ **女性の前面全体**

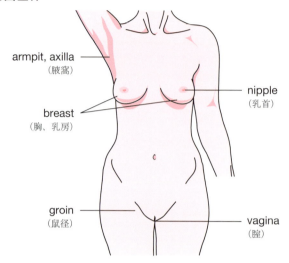

❹ **眼**

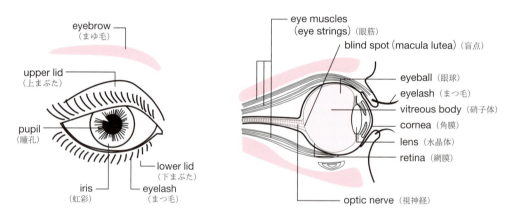

❺ **口腔**

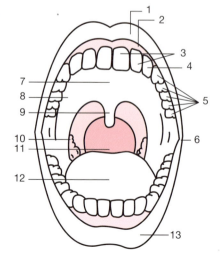

1 upper lip（上唇）
2 gum［歯ぐき（歯肉）］
3 incisor（front tooth）［切歯（門歯）］
4 canine tooth（犬歯）
5 molar（back tooth）［臼歯（奥歯）］
6 corner of the mouth（口角）
7 hard palate（roof of the mouth）（硬口蓋）
8 soft palate（軟口蓋）
9 uvula（口蓋垂）
10 tonsil（口蓋扁桃）
11 pharynx（咽頭）
12 tongue（舌）
13 lower lip（舌口唇）

❻ 手

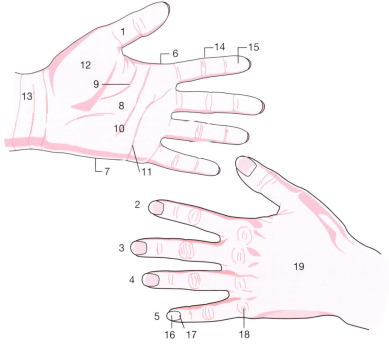

1 thumb（親指）
2 forefinger（index finger）（人差し指）
3 middle finger（中指）
4 ring finger（薬指）
5 little finger（小指）
6 radial side of the hand（手の橈側）
7 ulnar side of the hand（手の尺側）
8 palm of the hand（手掌）
9 line of life（life line）（生命線）
10 line of the head（head line）（頭脳線）
11 line of the heart（heart line）（感情線）
12 ball of the thumb（拇指球）
13 wrist（手首）
14 phalanx（指節骨）
15 finger tip（指尖）
16 finger nail（nail）（爪）
17 lunula（爪半月）
18 knuckle（指の節）
19 back of the hand（手の甲）

❼ 足

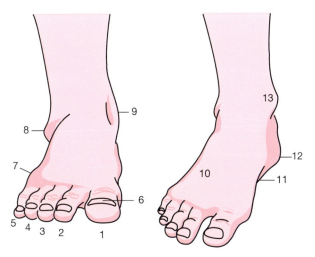

1 big toe（親指）
2 second toe（第2趾）
3 third toe（第3趾）
4 fourth toe（第4趾）
5 little toe（小指）
6 toenail（爪）
7 ball of the foot（趾球）
8 external malleolus ankle（外果、そとくるぶし）
9 internal malleolus ankle（内果、うちくるぶし）
10 instep（arch）（足の甲）
11 sole of the foot（足の裏）
12 heel（かかと）
13 ankle（足首）

◆ 内部臓器

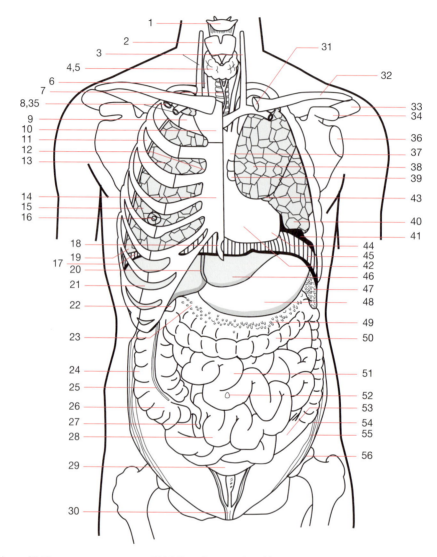

1 hyoid bone（舌骨）
2 thyroid cartilage（甲状軟骨）
　larynx（喉頭）
3 jugular vein（総頸静脈）
4 thyroid［甲状腺（側葉）］
5 thyroid（isthmus）［甲状腺（峡）］
6 common carotid artery（総頸動脈）
7 windpipe（trachea）（気管）
8 subclavian artery, vein（鎖骨下動・静脈）
9 rib, rib cartilage（肋骨および肋軟骨）
10 manubrium（胸骨柄）
11 external intercostal muscle（外肋間筋）
12 superior vena cava（上大静脈）
13 right lung（upper lobe）［右肺（上葉）］
14 sternal body, corpus sterni（胸骨体）
15 right lung（middle lobe）［右肺（中葉）］
16 nipple（乳頭）
17 diaphragm（横隔膜）
18 xyphoid process（剣状突起）
19 right lung（lower lobe）［右肺（下葉）］

20 falciform ligament（肝円索）
21 liver（肝臓）
22 gall bladder（胆嚢）
23 duodenum（十二指腸）
24 ascending colon（上行結腸）
25 taeniae coli（結腸紐）
26 caecum（盲腸）
27 vermiform appendix（虫垂）
28 ileum（回腸）
29 bladder（膀胱）
30 middle umbilical fold（正中臍ひだ）
31 sternal joint（胸骨関節面）
32 clavicle（鎖骨）
33 acromion［肩峰（肩甲骨）］
34 coracoid process（烏口突起）
35 brachiocephalic artery（腕頭動脈）
36 joint fossa（関節窩）
37 aortic arch（大動脈弓）
38 lung segment（肺小葉）
39 pulmonary artery（肺動脈）

40 left lung（左肺）
41 left lateral margin of the heart
　（心臓左側縁）
42 heart（心臓）
43 interlobar fissure（葉間裂）
44 apex of the heart（心尖）
45 diaphragm（横隔膜）
46 liver（肝臓）
47 spleen（脾臓）
48 stomach（胃）
49 gastrocolic ligament（胃結腸間膜）
50 transverse colon（横行結腸）
51 jejunum（空腸）
52 umbilicus, navel（臍）
53 sigmoid colon（S状結腸）
54 transversus muscle（腹横筋）
55 internal oblique muscle（内腹斜筋）
56 external oblique muscle（外腹斜筋）

2 症状の表現

A 全身的な症状

【fatigue（疲労感）】malaise（全身倦怠感）／ weariness（消耗）／ loss（lack）of energy（精力の減退）／ weakness（脱力）

【fever（発熱）】slight fever（微熱）／ mild fever（中等度発熱）／ high fever（高熱）／ continued fever（稽留熱）／ intermittent fever（間欠熱）／ remittent fever（弛張熱）

【appetite（食欲）】appetite loss（食欲不振）／ polyphagia（多食症）

【pain（疼痛）】headache（頭痛）／ chest pain（胸痛）／ abdominal pain（腹痛）／ gastric pain（胃痛）／ lumbago（腰痛）／ arm pain（腕の痛み）／ leg pain（足の痛み）／ spontaneous pain（自発痛）／ tenderness（圧痛）／ knock-pain（叩打痛）

【type of pain（痛みの種類）】piercing（突き刺すような）／ squeezing（締め付けられるような）／ tearing（引き裂くような）／ colicky（差し込むような）／ cramping（痙攣性の）／ throbbing（拍動性の）／ sharp（鋭い）／ burning（焼けるような）／ dull（鈍い）／ prickling（チクチクするような）／ pinpricking（ピンで刺すような）／ penetrating（貫くような）／ cutting（切られるような）／ pressuring（圧迫されるような）／ stinging（ハチに刺されるような）／ sticking（刺すような）／ shooting（電気で打たれたような）

【severity of pain（痛みの程度）】slight（わずかな）／ mild（軽い）／ severe（強い）／ extreme（極端な）／ intolerable（耐えがたい）／ terrible（ひどい）

【onset ／ duration ／ and frequency of pain（痛みの経過：発生／持続／頻度）】acute（急性の）／ chronic（慢性の）／ persistent（持続する）／ intermittent（間欠性の）／ recurrent（繰り返す）／ continuous（持続する）

【weight（体重）】weight loss（体重減少）／ weight gain（体重増加）／ emaciation（やせ）／ obesity（肥満）

B 眼、耳、鼻、のど、口、歯の症状

【eyes（眼）】myopia, nearsightedness（近視）／ hyperopia, farsightedness（遠視）／ presbyopia（老眼）／ strabismus（斜視）／ double vision, diplopia（複視）／ eye strain（眼精疲労）／ photophobia（羞明）／ glasses（メガネ）／ contact lenses（コンタクトレンズ）

【ears（耳）】hearing loss（聴力障害）／ tinnitus（耳鳴り）／ runny ears（耳だれ）／ earache（耳痛）／ discharge（分泌物）

【nose（鼻）】discharge（分泌物）／ stuffy nose（鼻づまり）／ epistaxis, nosebleed（鼻出血）／ rhinorrhea, runny nose（鼻水）／ loss of smell（無臭症）／ sinusitis（副鼻腔炎）

【throat（のど／咽頭部）】sore throat（のどの痛み）／ hoarseness（嗄声）／ choking（窒息）／ dysphagia, difficulty in swallowing（嚥下困難）／ abnormal speech（発声困難）／ swelling（腫れ）／ pharyngitis（咽頭痛）

【mouth（口）】breath odor, mouth odor（口臭）／ cheilitis（口唇炎）／ stomatitis（口内炎）

《付録》英語アラカルト

／ tonsillitis（扁桃炎）／ tongue（舌）／ coat, coating, fur（舌苔）／ gum, gingiva（歯肉, 歯ぐき）／ gum bleeding（歯肉出血）／ periodontosis, pyorrhea alveolaris（歯槽膿漏）／ bad taste（味覚の異常）／ drooling（よだれ）

【teeth（歯）】toothache（歯痛）／ dental cavities, caries（虫歯）／ dentures（入れ歯）

C 消化器症状　gastrointestinal symptoms

【abdominal pain（腹痛）】epigastralgia（心窩部痛）／ tenderness（圧痛）
【digestion（消化）】indigestion（消化不良）／ dysphagia（嚥下困難）／ heartburn（胸やけ）／ belching（ゲップ）／ nausea（吐き気）／ vomiting（嘔吐）／ loss of appetite, anorexia（食欲不振）
【bowel habits（便通）】diarrhea（下痢）／ watery stool（水様便）／ unformed stool（形のない便）／ loosed stool（軟便）／ mushy stool（粥状便）／ constipation（便秘）／ tarry stool（タール便）／ melena（黒色便、タール便）／ steatorrhea（脂肪便）／ hematochezia（血便）／ tenesmus（しぶり、テネスムス）／ wind, gas（屁）／ passage of flatus（放屁）
【ascites（腹水）】hepatomegaly（肝腫）／ splenomegaly（脾腫）

D 循環器症状　cardiovascular symptoms

chest pain（胸痛）／ irregular heart beat, arrhythmia（不整脈）／ swelling of feet, edema（足の浮腫）／ fainting, syncope（失神）／ palpitation（動悸）／ pallor（蒼白）／ vasoconstriction（血管収縮）

E 呼吸器症状　respiratory symptoms

shortness of breath（息切れ）／ dyspnea（呼吸困難）／ orthopnea（起座呼吸）／ cough（咳）／ sputum（喀痰）／ bloody sputum, hemoptysis（血痰）／ wheezing（喘鳴）／ chest pain（胸痛）

F 皮膚症状

【eruption（発疹）】erythema（紅斑）／ eczema（湿疹）／ papule, papula（丘疹）／ nodule（結節）／ tumor（腫瘤）／ vesicle（水疱）／ pustule（膿疱）／ urticaria, hives（じんま疹）／ verruca（イボ）／ erosion（びらん）／ ulcer（潰瘍）／ petechia（点状出血）／ purpura（紫斑）／ scar（瘢痕）
【icterus, jaundice（黄疸）】
【edema（浮腫）】

G 神経症状

【dizziness（たちくらみ）】 vertigo（めまい）／ fainting, syncope（失神）／ convulsion（痙攣）
【sensory（知覚）】 numbness（しびれ）／ loss of sensation（感覚消失）／ anesthesia（知覚麻痺）／ hypesthesia（知覚減退）／ hyperesthesia（知覚過敏）／ paresthesia（知覚異常）
【motor（運動）】 paralysis（麻痺）／ tremor（振戦）／ aphasia（失語症）
【reflex（反射）】 tendon reflex（腱反射）／ pathologic reflex（病的反射）

H 排泄行為

urination（排尿）／ frequent urination（頻尿）／ painful urination（排尿痛）／ hematuria, bloody urine（血尿）／ pyuria（膿尿）／ incontinence（尿失禁）

I 婦人科系

menstruation（月経）／ menstrual cycle（月経周期）／ pregnancy（妊娠）／ delivery（出産）／ menopause（閉経）／ hypermenorrhea（月経過多症）／ hypomenorrhea（月経過少症）／ abortion（流産）／ vaginal bleeding（腟出血）

J 症状の表現の例文

Doctor： How may I help you today?
Patient： I seem to have no energy. It's hard to point anything particular, but I easily get tired and I feel languid.
Doctor： Do you have a fever?
Patient： Yes, I have a slight fever.
Doctor： How is your appetite?
Patient： Absolutely no appetite.
Doctor： Do you have pain anywhere?
Patient： My head aches ; that's all.
Doctor： Is there anything else you've noticed?
Patient： No.
Doctor： How long have you felt bad this way?
Patient： Two or three days now.
Doctor： Do you smoke?
Patient： 15 a day.
Doctor： Do you drink?
Patient： Only on the weekends.
Doctor： Well, I'll just examine you.
〜After examining the patient.〜

『付録』英語アラカルト

Doctor：You have jaundice.
Patient：What's wrong with me?
Doctor：It seems to be acute hepatitis. You had better be hospitalized.
Patient：Will it take long to recover?
Doctor：It's hard to tell exactly, but you will need a month or two of absolute rest at least.

3 疾患名

A 循環器疾患　disorders of the cardiovascular system

heart failure, cardiac insufficiency	心不全
congestive heart failure	うっ血性心不全
ischemic heart disease	虚血性心疾患
angina pectoris	狭心症
myocardial infarction	心筋梗塞
valvular disease	心臓弁膜症
mitral stenosis（MS）	僧帽弁狭窄
mitral regurgitation（MR）	僧帽弁閉鎖不全
aortic stenosis（AS）	大動脈弁狭窄
aortic regurgitation（AR）	大動脈弁閉鎖不全
congenital heart disease	先天性心疾患
atrial septal defect（ASD）	心房中隔欠損
ventricular septal defect	心室中隔欠損
patent ductus arteriosus	動脈管開存
pulmonary stenosis	肺動脈狭窄
tetralogy of Fallot	ファロー四徴症
hypertension	高血圧症
essential hypertension	本態性高血圧
secondary hypertension	二次性高血圧
arrhythmia	不整脈
sinus bradycardia	洞徐脈
sinus arrest	洞停止
sinus arrhythmia	洞性不整脈
sinus tachycardia	洞頻脈
extrasystole	期外収縮
premature atrial contraction（PAC）	心房期外収縮
A-V junctional contraction	房室接合部期外収縮
premature ventricular contraction（PVC）	心室期外収縮
paroxysmal tachycardia	発作性頻拍

paroxysmal supraventricular tachycardia（PSVT）	発作性上室頻拍
ventricular tachycardia（VT）	心室頻拍
WPW（Wolff-Parkinson-White）syndrome	WPW症候群
atrial fibrillation（Af）	心房細動
atrial flutter（AF）	心房粗動
ventricular fibrillation（Vf）	心室細動
ventricular flutter（VF）	心室粗動
sick sinus syndrome	洞不全症候群
conduction disturbance	興奮伝導障害
sino-atrial block（SA block）	洞房ブロック
intra-atrial conduction disturbance	心房内伝導障害
atrio-ventricular block（AV block）	房室ブロック
intra-ventricular conduction disturbance	心室内伝導障害
right bundle branch block	右脚ブロック
left bundle branch block	左脚ブロック
myocardial disease	心筋疾患
myocarditis	心筋炎
idiopathic cardiomyopathy	特発性心筋症
hypertrophic cardiomyopathy	肥大性心筋症
dilated cardiomyopathy	拡張型心筋症
endocarditis	心内膜炎
infective endocarditis（IE）	感染性心内膜炎
pericarditis	心膜炎
aortic disease	大動脈疾患
aortic aneurysm	大動脈瘤
dissecting aneurysm of the aorta	解離性大動脈瘤
aortitis syndrome	大動脈炎症候群
peripheral vascular disease	末梢血管疾患
Buerger disease	バージャー病
arteriosclerosis obliterans（ASO）	閉塞性動脈硬化症
thrombophlebitis	血栓性静脈炎

B 呼吸器疾患　disorders of the respiratory system

chronic obstructive pulmonary disease（COPD）	慢性閉塞性肺疾患
pulmonary emphysema	肺気腫
chronic bronchitis	慢性気管支炎
diffuse panbronchiolitis（DPB）	びまん性汎気管支炎
bronchial asthma	気管支喘息
restrictive pulmonary disease	拘束性肺疾患

pulmonary fibrosis	肺線維症
interstitial pneumonia	間質性肺炎
pneumoconiosis	じん肺症
hypersensitivity pneumonitis	過敏性肺炎
infectious pulmonary disease	感染性肺疾患
pneumonia	肺炎
lung abscess	肺膿瘍
pulmonary tuberculosis	肺結核
bulla	ブラ、肺胞内嚢胞
lung cancer	肺癌
pulmonary thrombo-embolism	肺血栓塞栓症
pulmonary infarction	肺梗塞症
primary pulmonary hypertension	肺動脈性肺高血圧症
sarcoidosis	サルコイドーシス
Wegener granulomatosis	ウェゲナー肉芽腫症
hyperventilation syndrome	過換気症候群
sleep apnea syndrome	睡眠時無呼吸症候群
respiratory distress	呼吸不全
acute respiratory distress syndrome（ARDS）	急性呼吸窮（促）迫症候群
pleuritis	胸膜炎
spontaneous pneumothorax	自然気胸

C 消化器疾患　disorders of the digestive system

esophageal diseases	食道疾患
esophagitis	食道炎
esophageal ulcer	食道潰瘍
Mallory-Weiss syndrome	マロリー・ワイス症候群
hiatal hernia	裂孔ヘルニア
esophageal varix	食道静脈瘤
esophageal carcinoma	食道癌
gastric diseases	胃疾患
acute gastritis	急性胃炎
chronic gastritis	慢性胃炎
gastric ulcer	胃潰瘍
duodenal ulcer	十二指腸潰瘍
peptic ulcer	消化性潰瘍
gastric polyp	胃ポリープ
gastric cancer	胃癌
intestinal diseases	腸疾患

enteritis	腸炎
appendicitis	虫垂炎
ileus, intestinal obstruction	イレウス、腸閉塞
Crohn disease	クローン病
ulcerative colitis	潰瘍性大腸炎
irritable bowel syndrome（IBS）	過敏性腸症候群
diverticulosis of colon	大腸憩室症
colonic polyp	大腸ポリープ
colorectal cancer	大腸癌
hemorrhoids	痔核
peritonitis	腹膜炎
disorders of the hepatobiliary system	肝胆道疾患
acute hepatitis	急性肝炎
fulminant hepatitis	劇症肝炎
drug-induced hepatitis	薬剤性肝炎
chronic hepatitis	慢性肝炎
liver cirrhosis	肝硬変
fatty liver	脂肪肝
primary biliary cholangitis（PBC）	原発性胆汁性胆管炎（旧称：primary biliary cirrhosis 原発性胆汁性肝硬変）
hepatocellular carcinoma（HCC）	肝細胞癌
liver abscess	肝膿瘍
cholelithiasis	胆石症
acute cholecystitis	急性胆嚢炎
congenital biliary atresia	先天性胆道閉鎖症
disorders of the pancreas	膵疾患
acute pancreatitis	急性膵炎
chronic pancreatitis	慢性膵炎
pancreatic carcinoma	膵臓癌
pancreatic cyst	膵嚢胞

D 腎疾患　disorders of the kidneys and urinary tract

disorders of the kidneys	腎疾患
acute glomerulonephritis	急性糸球体腎炎
chronic glomerulonephritis	慢性糸球体腎炎
chronic kidney disease（CKD）	慢性腎疾患
nephrotic syndrome	ネフローゼ症候群
physiologic albuminuria	生理的蛋白尿
lupus nephritis	ループス腎炎

［付録］英語アラカルト

hemolytic uremic syndrome（HUS）	溶血性尿毒症症候群
diabetic nephropathy	糖尿病性腎症
nephrosclerosis	腎硬化症
renal tubular acidosis	尿細管性アシドーシス
pyelonephritis	腎盂腎炎
renal cyst	腎嚢胞
polycystic kidney	嚢胞腎
renal tumor	腎腫瘍
renal cell carcinoma	腎細胞癌
acute renal failure	急性腎不全
chronic renal failure	慢性腎不全
dialysis therapy	透析療法
hemodialysis（HD）	血液透析
peritoneal dialysis（PD）	腹膜透析
renal transplantation	腎臓移植
disorders of urinary tract	尿路系疾患
cystitis	膀胱炎
urolithiasis	尿路結石症
disorders of the prostate	前立腺疾患
prostatic hypertrophy	前立腺肥大症
prostatic cancer	前立腺癌

E 血液疾患　disorders of the hematopoietic system

anemia	貧血
iron deficiency anemia（IDA）	鉄欠乏性貧血
pernicious anemia	悪性貧血
aplastic anemia	再生不良性貧血
hemolytic anemia	溶血性貧血
hereditary spherocytosis（HS）	遺伝性球状赤血球症
hereditary elliptocytosis（HE）	遺伝性楕円赤血球症
paroxysmal nocturnal hemoglobinuria（PNH）	発作性夜間ヘモグロビン尿症
autoimmune hemolytic anemia（AIHA）	自己免疫性溶血性貧血
fetal erythroblastosis	胎児赤芽球症
polycythemia vera（PV）	真性赤血球増加症
agranulocytosis	無顆粒球症
infectious mononucleosis	伝染性単核症
leukemia	白血病
acute myelocytic leukemia（AML）	急性骨髄性白血病
acute lymphocytic leukemia（ALL）	急性リンパ性白血病

chronic myelocytic leukemia（CML）	慢性骨髄性白血病
chronic lymphocytic leukemia（CLL）	慢性リンパ性白血病
adult T-cell leukemia（ATL）	成人T細胞白血病
myelodysplastic syndrome（MDS）	骨髄異形成症候群
malignant lymphoma（ML）	悪性リンパ腫
multiple myeloma（MM）	多発性骨髄腫
idiopathic thrombocytopenic purpura（ITP）	特発性血小板減少性紫斑病
thrombotic thrombocytopenic purpura（TTP）	血栓性血小板減少性紫斑病
hemophilia	血友病
disseminated intravascular coagulation（DIC）	播種性血管内凝固

F 内分泌疾患　　hormonal disorders

diseases of the pituitary gland	下垂体疾患
acromegaly	先端巨大症
pituitary dwarfism	下垂体性小人症
Cushing disease	クッシング病
anterior pituitary insufficiency	下垂体前葉機能低下症
Simmonds disease	シモンズ病
Sheehan syndrome	シーハン症候群
pituitary adenoma	下垂体腺腫
diabetes insipidus	尿崩症
syndrome of inappropriate secretion of antidiuretic hormone（SIADH）	ADH分泌異常症候群
diseases of the thyroid	甲状腺疾患
hyperthyroidism	甲状腺機能亢進症
Graves disease（Basedow disease）	グレーブス病、バセドウ病
Plummer disease	プランマー病
hypothyroidism	甲状腺機能低下症
chronic thyroiditis（Hashimoto disease）	慢性甲状腺炎、橋本病
subacute thyroiditis	亜急性甲状腺炎
nodular goiter	結節性甲状腺腫
diseases of the parathyroid	副甲状腺疾患
primary hyperparathyroidism	原発性副甲状腺機能亢進症
secondary hyperparathyroidism	続発性副甲状腺機能亢進症
hypoparathyroidism	副甲状腺機能低下症
pseudohypoparathyroidism	偽性副甲状腺機能低下症
diseases of the adrenal gland	副腎疾患
Cushing syndrome	クッシング症候群
adrenal cortical insufficiency	副腎皮質機能低下症

Addison disease	アジソン病
primary aldosteronism	原発性アルドステロン症
secondary aldosteronism	続発性アルドステロン症
adrenogenital syndrome	副腎性器症候群
pheochromocytoma	褐色細胞腫

G 代謝疾患　metabolic disorders

obesity	肥満
emaciation	やせ、るいそう
diabetes mellitus（DM）	糖尿病
hypoglycemia	低血糖症
hyperlipemia	脂質異常症
gout	痛風
amyloidosis	アミロイドーシス

H アレルギー性疾患　allergic diseases

anaphylaxis	アナフィラキシー
bronchial asthma	気管支喘息
serum sickness	血清病
pollinosis	花粉症
atopic dermatitis	アトピー性皮膚炎
urticaria	じんま疹
drug allergy	薬物アレルギー

I 膠原病　collagen diseases

rheumatoid arthritis（RA）	関節リウマチ
systemic lupus erythematosus（SLE）	全身性エリテマトーデス
systemic sclerosis（SSc）	全身性強皮症
polymyositis（PM）	多発性筋炎
dermatomyositis（DM）	皮膚筋炎
mixed connective tissue disease（MCTD）	混合性結合組織病
overlap syndrome	重複症候群
Sjögren syndrome（SjS）	シェーグレン症候群
Behçet disease	ベーチェット病
polyarteritis nodosa（PN）	結節性多発動脈炎
Wegener granulomatosis	ウェゲナー肉芽腫症
rheumatic fever	リウマチ熱

J 神経疾患　disorders of the nervous system

cerebrovascular disease	脳血管疾患
cerebral hemorrhage	脳出血
cerebral infarction	脳梗塞
transient ischemic attack（TIA）	一過性脳虚血発作
subarachnoid hemorrhage（SAH）	くも膜下出血
subdural hematoma	硬膜下血腫
hypertensive encephalopathy	高血圧性脳症
infectious disease	感染症
meningitis	髄膜炎
encephalitis	脳炎
brain abscess	脳膿瘍
neurosyphilis	神経梅毒
tumor	腫瘍
neuroblastoma	神経芽腫
meningioma	髄膜腫
degenerative disease	変性疾患
Alzheimer disease	アルツハイマー病
senile dementia	老年性認知症
Parkinson disease	パーキンソン病
multiple sclerosis（MS）	多発性硬化症
amyotrophic lateral sclerosis（ALS）	筋萎縮性側索硬化症
epilepsy	てんかん
narcolepsy	ナルコレプシー

K 感染症　infectious diseases

bacterial infection	細菌感染症
bacillary dysentery	細菌性赤痢
typhoid fever	腸チフス
paratyphoid fever	パラチフス
cholera	コレラ
bacterial food-poisoning	細菌性食中毒
diphtheria	ジフテリア
scarlet fever	猩紅熱
pertussis	百日咳
epidemic cerebrospinal meningitis	流行性脳脊髄膜炎
tetanus	破傷風
tuberculosis	結核

《付録》英語アラカルト

gonorrhea	淋病
legionellosis	レジオネラ症
viral infection	ウイルス感染症
Japanese encephalitis	日本脳炎
acute poliomyelitis	急性灰白髄炎
influenza	インフルエンザ
rabies	狂犬病
measles	麻疹
rubella	風疹
varicella	水痘
herpes zoster	帯状疱疹
mumps	流行性耳下腺炎
cytomegalovirus infection	サイトメガロウイルス感染症
infectious mononucleosis	伝染性単核症
acute viral hepatitis	急性ウイルス性肝炎
acquired immunodeficiency syndrome（AIDS）	後天性免疫不全症候群，エイズ
mycoplasma infection	マイコプラズマ感染症
mycoplasma pneumonia	マイコプラズマ肺炎
fungal infection	真菌感染症
aspergillosis	アスペルギルス症
cryptococcosis	クリプトコッカス症
candidiasis	カンジダ症
actinomycosis	放線菌症
mucormycosis	ムコール症
nocardiosis	ノカルジア症
Pneumocystis pneumonia（PCP）	ニューモシスチス肺炎
chlamydia infection	クラミジア感染症
psittacosis	オウム病
rickettsiosis	リケッチア症
epidemic typhus	発疹チフス
tsutsugamushi disease	ツツガ虫病
endemic typhus	発疹熱
spirochetal disease	スピロヘータ症
syphilis	梅毒
leptospirosis	レプトスピラ病
protozoal disease	原虫感染症
malaria	マラリア
amebiasis	アメーバ症
amebic dysentery	アメーバ赤痢
toxoplasmosis	トキソプラズマ症

vaginal trichomoniasis	腟トリコモナス症
kala-azar	カラアザール
parasitic disease	寄生虫症
ascariasis	回虫症
enterobiasis	蟯虫症
ancylostomiasis	鉤虫症
trichocephaliasis	鞭虫症
filariasis	フィラリア症
anisakiasis	アニサキス症
schistosomiasis	住血吸虫症
diphyllobothriasis	日本海裂頭条虫症
emerging infectious disease	新興感染症
re-emerging infectious disease	再興感染症
zoonosis	人獣共通感染症
imported infection	輸入感染
opportunistic infection	日和見感染症
nosocomial infection	院内感染症
superinfection	菌交代症
sexually transmitted disease（STD）	性感染症

L 遺伝子・染色体異常

gonadal dysgenesis	性腺形成異常
Turner syndrome	ターナー症候群
Klinefelter syndrome	クラインフェルター症候群
Down syndrome	ダウン症候群

4 診療科の名称と専門医の呼称

診療科名		医師の呼称
Internal Medicine	内科	internist
Cardiology	循環器科	cardiologist
Gastroenterology(GI)	消化器科	gastroenterologist
Pulmonology	呼吸器科	pulmonologist
Nephrology	腎臓科	nephrologist
Hematology	血液科	hematologist
Endocrinology	内分泌科	endocrinologist
Rheumatology	リウマチ科	rheumatologist
Oncology	腫瘍科	oncologist
Infectious Disease(ID)	感染症科	
Pediatrics	小児科	pediatrician
Surgery	外科	surgeon
Thoracic Surgery	胸部外科	thoracic surgeon
Cardiac Surgery	心臓外科	cardiac surgeon
Neurosurgery	脳神経外科	neurosurgeon
Plastic surgery	形成外科	plastic surgeon
Orthopedics	整形外科	orthopedic surgeon
Ophthalmology	眼科	ophthalmologist
Otolaryngology	耳鼻咽喉科	otolaryngologist
Ear, Nose, Throat(ENT)	〃	
Dermatology	皮膚科	dermatologist
Obstetrics ⎫ (OBGYN)	産科	obstetrician
Gynecology ⎭	婦人科	gynecologist
Urology	泌尿器科	urologist
Psychiatry	精神科	psychiatrist
Radiology	放射線科	radiologist
Nuclear Medicine	核医学	
Anesthesiology	麻酔科	anesthesiologist
Dentistry	歯科	dentist
Pathology	病理	pathologist
Family Practice	家庭医学	
Rehabilitation	リハビリテーション科	
Ambulatory Care	外来通院	

5 診療部門

Outpatient Department (OPD), Outpatient Service	外来
Floor, Ward, Wing	病棟
Operation Room (OR)	手術室
Emergency Department (Unit)	救急治療部
Intensive Care Unit (ICU)	集中治療部
Laboratory	検査室
Department of Clinical Pathology	臨床病理部
Pharmacy	薬剤部
Department of Physical Therapy (Physiotherapy)	理学療法部

6 医療スタッフ

President	院長
Vice president	副院長
Business manager	事務長
Director	部長
Doctor	医師
Dentist	歯科医師
Director of nursing	看護部長
Head nurse	師長
Nurse	看護師
Nurse's aid	看護助手
Medical technologist	臨床検査技師
Radiology technologist	診療放射線技師
Pharmacist	薬剤師
Dietitian	栄養士
National registered dietitian	管理栄養士
Physical therapist	理学療法士
Occupational therapist	作業療法士
Speech therapist	言語療法士
Dental hygienist	歯科衛生士
Receptionist	受付係
(Medical) secretary	秘書

7 略語一覧表 （略語、正式名称、和訳の順序で記載した）

A

AA	amyloid A	アミロイドA
AAA	aromatic amino acid	芳香族アミノ酸
A-aDO$_2$	alveolar-arterial oxygen difference	肺胞気-動脈血酸素分圧較差
ACCR	amylase creatinine clearance rate	アミラーゼ・クレアチニンクリアランス比
ACD	acid citrate dextrose	クエン酸デキストロース
ACP	acid phosphatase	酸ホスファターゼ
ACTH	adrenocorticotropic hormone	副腎皮質刺激ホルモン
ADA	adenosine deaminase	アデノシンデアミナーゼ
ADH	antidiuretic hormone	抗利尿ホルモン
ADP	adenosine diphosphate	アデノシン二リン酸
AFP	alpha-fetoprotein	α-フェトプロテイン
A/G 比	albumin/globulin ratio	アルブミン・グロブリン比
AIDS	acquired immunodeficiency syndrome	後天性免疫不全症候群（エイズ）
AIHA	autoimmune hemolytic anemia	自己免疫性溶血性貧血
ALL	acute lymphocytic leukemia	急性リンパ性白血病
ALP	alkaline phosphatase	アルカリホスファターゼ
ALS	amyotrophic lateral sclerosis	筋萎縮性側索硬化症
ALT	alanine aminotransferase	アラニン・アミノトランスフェラーゼ
AMA	antimitochondrial antibody	抗ミトコンドリア抗体
AML	acute myelocytic leukemia	急性骨髄性白血病
ANA	antinuclear antibody	抗核抗体
ANP	atrial natriuretic peptide	心房性ナトリウム利尿ペプチド
APTT	activated partial thromboplastin time	活性化部分トロンボプラスチン時間
AR	aortic regurgitation	大動脈弁閉鎖不全症
ARDS	acute respiratory distress syndrome	急性呼吸窮（促）迫症候群
ASK	antistreptokinase	抗ストレプトキナーゼ
ASO（ASLO）	antistreptolysin O	抗ストレプトリジンO
AST	aspartate aminotransferase	アスパラギン酸アミノトランスフェラーゼ
AT	antithrombin	アンチトロンビン
ATL	adult T-cell leukemia	成人T細胞白血病
ATLA	adult T-cell leukemia antigen	成人T細胞白血病抗原
ATP	adenosine triphosphate	アデノシン三リン酸

B

BAL	broncho-alveolar lavage	気管支肺胞洗浄
BAO	basal acid output	基礎酸分泌量
BB	buffer base	緩衝塩基
BCAA	branched chain amino acid	分枝鎖アミノ酸
BFP	biological false positive	生物学的偽陽性
BFU-E	burst forming unit-erythroid	赤芽球系前駆細胞
BHL	bilateral hilar lymphadenopathy	両側肺門リンパ節腫脹
BMI	body mass index	体容量指数（体重／身長^2）、肥満指数
BMR	basal metabolic rate	基礎代謝率
BPH	benign prostatic hypertrophy	前立腺肥大症
BSA	bovine serum albumin	ウシ血清アルブミン
BUN	blood urea nitrogen	血中尿素窒素

C

CA19-9	carbohydrate antigen 19-9	腫瘍マーカーの一つ
CAD	cold agglutinin disease	寒冷凝集素症
CAH	chronic active hepatitis	慢性活動性肝炎
CAH	congenital adrenal hyperplasia	先天性副腎皮質過形成
cAMP	cyclic adenosine 3', 5'-monophosphate	サイクリック AMP
CBC	complete blood count	全血球計算
CBG	corticosteroid-binding globulin	コルチコステロイド結合グロブリン
CCK	cholecystokinin	コレチストキニン
Ccr	creatinine clearance	クレアチニン・クリアランス
CD-4	clusters of differentiation -4	CD 分類（CD-4 は T リンパ球のマーカー）
CEA	carcinoembryonic antigen	癌胎児性抗原
CETP	cholesterol ester transfer protein	コレステロール・エステル転送蛋白
CF	complement fixation	補体結合
CFS	chronic fatigue syndrome	慢性疲労症候群
CFU-E	colony forming unit-erythrocyte	赤芽球コロニー形成細胞
CFU-G	colony forming unit-granulocyte	顆粒球コロニー形成細胞
CFU-GM	colony forming unit-granulocyte/macrophage	顆粒球／マクロファージ・コロニー形成細胞
CFU-M	colony forming unit-macrophage	マクロファージ・コロニー形成細胞
CFU-Meg	colony forming unit-megakaryocyte	巨核球コロニー形成細胞
CGD	chronic granulomatous disease	慢性肉芽腫症
CH50	50% hemolytic unit of complement	補体 50％溶血単位
ChE	cholinesterase	コリンエステラーゼ
CK	creatine kinase	クレアチン・キナーゼ

CK-MB	creatine kinase myocardial band	クレアチン・キナーゼ心筋由来アイソザイム
CKD	chronic kidney disease	慢性腎臓病
CLL	chronic lymphocytic leukemia	慢性リンパ性白血病
CLSI	Clinical and Laboratory Standards Institute	アメリカ臨床・検査標準協会
CMAP	compound muscle action potential	複合筋活動電位
CML	chronic myelocytic leukemia	慢性骨髄性白血病
CMV	cytomegalovirus	サイトメガロウイルス
CNS	coagulase-negative staphylococci	コアグラーゼ非産生黄色ブドウ球菌
CNS	central nervous system	中枢神経系
COPD	chronic obstructive pulmonary disease	慢性閉塞性肺疾患
CPK	creatine phosphokinase	クレアチン・ホスホキナーゼ
CREST	calcinosis, Raynaud phenomenon, esophageal dysfunction, sclerodactyly and telangiectasia	クレスト症候群（石灰沈着、レイノー現象、食道蠕動運動低下、指端硬化、毛細血管拡張症候群）
CRH	corticotropin releasing hormone	副腎皮質刺激ホルモン放出ホルモン
CSF	cerebrospinal fluid	脳脊髄液
CSF	colony stimulating factor	コロニー刺激因子
CT	computed tomography	コンピュータ断層撮影
C/T 比	cardiothoracic ratio	心胸郭比
CTL	cytotoxic T lymphocyte	細胞傷害性Tリンパ球
CV	closing volume	クロージング・ボリューム
CV	coefficient of variation	変動係数

D

DHEA	dehydroepiandrosterone	デヒドロエピアンドロステロン
DHT	dihydrotestosterone	ジヒドロテストステロン
DIC	disseminated intravascular coagulation	播種性血管内凝固
DIP	drip infusion pyelography	点滴静注腎盂造影
$D_{L_{CO}}$	diffusing capacity for carbon monoxide	炭酸ガス肺拡散能
DM	dermatomyositis	皮膚筋炎
DM	diabetes mellitus	糖尿病
DMD	Duchenne muscular dystrophy	デュシェンヌ型筋ジストロフィ
DNA	deoxyribonucleic acid	デオキシリボ核酸
DOC	deoxycorticosterone	デオキシコルチコステロン
DOCA	deoxycorticosterone acetate	酢酸デオキシコルチコステロン
DPB	diffuse panbronchiolitis	びまん性汎細気管支炎

E

EA	early antigen	早期抗原
EBNA	EB nuclear antigen	EBウイルス核抗原
EB virus	Epstein-Barr virus	EBウイルス、エプスタイン-バーウイルス
ECG	electrocardiography	心電図検査
EDTA	ethylenediamine tetraacetic acid	エチレンジアミン四酢酸
EIA	enzyme immunoassay	酵素免疫測定法
ELISA	enzyme-linked immunosorbent assay	酵素免疫測定法
EMG	electromyography	筋電図検査
ENA	extractable nuclear antigen	可溶性核抗原
EOG	electrooculography	眼振計
EPO	erythropoietin	エリスロポエチン
ERCP	endoscopic retrograde cholangiopancreatography	内視鏡的逆行性膵胆管造影
ERV	expiratory reserve volume	予備呼気量
ESR	erythrocyte sedimentation rate	赤血球沈降速度、赤沈、血沈
ET	essential thrombocythemia	本態性血小板血症
ETEC	enterotoxigenic *Escherichia coli*	毒素原性大腸菌
EUS	endoscopic ultrasonography	超音波内視鏡検査

F

FA	fluorescent antibody	蛍光抗体
FAB 分類	French-American-British 分類	フランス-アメリカ-イギリス協同グループ分類
FAD	flavin-adenine-dinucleotide	フラビン-アデニン-ジヌクレオチド
FANA	fluorescent ANA	蛍光抗核抗体検査
FBS	fasting blood sugar level	空腹時血糖
FDP	fibrin degradation product	フィブリン分解産物
FEV	forced expiratory volume	努力性呼気量
FFA	free fatty acid	遊離脂肪酸
FgDP	fibrinogen degradation product	フィブリノゲン分解産物
FGF	fibroblast growth factor	線維芽細胞成長因子
FH	familial hypercholesterolemia	家族性高コレステロール血症
FIGLU	formiminoglutamic acid	ホルムイミノグルタミン酸
FPA	fibrinopeptide A	フィブリノペプチドA
FRC	functional residual capacity	機能的残気量
FSH	follicle-stimulating hormone	卵胞刺激ホルモン
FT_3	free triiodothyronine	遊離T_3
FT_4	free thyroxine	遊離T_4

《付録》英語アラカルト

FTA-ABS	fluorescent treponemal antibody-absorption	梅毒トレポネーマ蛍光抗体吸収試験
FUO	fever of unknown origin	不明熱
FVC	forced vital capacity	努力性肺活量

G

γ-GT（γ-GTP）	γ-glutamyl transpeptidase	γ-グルタミルトランスペプチダーゼ
G-CSF	granulocyte-colony stimulating factor	顆粒球コロニー刺激因子
GDP	gel diffusion precipitation	ゲル拡散沈降反応
GFR	glomerular filtration rate	糸球体濾過値
GH	growth hormone	成長ホルモン
GH-RH	growth hormone releasing hormone	成長ホルモン放出ホルモン
GIF	growth hormone inhibiting factor	成長ホルモン抑制因子
GLDH	glutamate dehydrogenase	グルタミン酸脱水素酵素
GM-CSF	granulocyte/macrophage-colony stimulating factor	顆粒球／マクロファージ・コロニー刺激因子
GnRH	gonadotropin releasing hormone	性腺刺激ホルモン放出ホルモン
GOT	glutamic oxaloacetic transaminase	グルタミン酸オキサロ酢酸トランスアミナーゼ
G6PD	glucose-6-phosphate dehydrogenase	グルコース6リン酸脱水素酵素
GPT	glutamic pyruvic transaminase	グルタミン酸ピルビン酸トランスアミナーゼ
GTT	glucose tolerance test	ブドウ糖負荷試験
GVHD	graft versus host disease	移植片対宿主病

H

HA	hepatitis A	A型肝炎
HAM	HTLV-1 associated myelopathy	ヒト成人T細胞白血病ウイルス1関連脊髄症
HAV	hepatitis A virus	A型肝炎ウイルス
Hb	hemoglobin	ヘモグロビン
HB	hepatitis B	B型肝炎
HbA1c	hemoglobin A1c	ヘモグロビンA1c
HBc抗原	hepatitis B core antigen	B型肝炎ウイルスコア抗原
HbF	hemoglobin F	ヘモグロビンF、胎児ヘモグロビン
HBs抗原	hepatitis B surface antigen	B型肝炎ウイルス表面抗原
HBV	hepatitis B virus	B型肝炎ウイルス
hCG	human chorionic gonadotropin	ヒト絨毛性ゴナドトロピン
HCL	hairy cell leukemia	ヘアリー細胞白血病、有毛細胞白血病
HDL	high density lipoprotein	高比重リポ蛋白
HDV	hepatitis D virus	D型肝炎ウイルス
HE	hereditary elliptocytosis	遺伝性楕円赤血球症

HES	hypereosinophilic syndrome	好酸球増加症候群
HI	hemagglutination inhibition	血球凝集抑制反応
HIV	human immunodeficiency virus	ヒト免疫不全ウイルス
HLA	human leukocyte antigen	ヒト白血球抗原
HOT	home oxygen therapy	在宅酸素療法
HPLC	high pressure liquid chromatography	高速液体クロマトグラフィ
HPT	hyperparathyroidism	副甲状腺機能亢進症
HPF	high power field	高倍率視野
HR	heart rate	心拍数
HS	hereditary spherocytosis	遺伝性球状赤血球症
HSA	human serum albumin	ヒト血清アルブミン
HSV	herpes simplex virus	単純ヘルペスウイルス
Ht	hematocrit	ヘマトクリット
HTGL	hepatic triglyceride lipase	肝性トリグリセリド・リパーゼ
HTLV-1	human T cell leukemia virus type 1	ヒトT細胞白血病ウイルス1型
HUS	hemolytic uremic syndrome	溶血性尿毒症症候群
HVA	homovanillic acid	ホモバニリン酸

I

IC	inspiratory capacity	最大吸気量
IC	immune complex	免疫複合体
ICAM-I	intercellular adhesion molecule-I	細胞接着分子I
ICG試験	indocyanine green test	インドシアニン・グリーン試験
ID	immunodiffusion	免疫拡散法
IDDM	insulin-dependent diabetes mellitus	インスリン依存性糖尿病
IDL	intermediate density lipoprotein	中間比重リポ蛋白
IEP	immunoelectrophoresis	免疫電気泳動法
IFA	indirect fluorescent antibody	間接蛍光抗体法
IFN	interferon	インターフェロン
Ig	immunoglobulin	免疫グロブリン
IGF-I	insulin-like growth factor-I	インスリン様成長因子I
IHA	indirect hemagglutination test	間接赤血球凝集反応
IMP	inosine-5'-monophosphate	イノシン-5'-リン酸
INH	isoniazid, isonicotinoylhydrazine	イソニコチン酸ヒドラジド(結核の治療薬)
INR	International Normalized Ratio	国際標準化プロトロンビン比
IPH	idiopathic portal hypertension	特発性門脈圧亢進症
IRI	immunoreactive insulin	免疫反応性インスリン
IRMA	immunoradiometric assay	免疫放射定量法
IRV	inspiratory reserve volume	予備吸気量

ISI	International Sensitivity Index	国際感度指数
ITP	idiopathic thrombocytopenic purpura	特発性血小板減少性紫斑病
IVP	intravenous pyelography	経静脈性腎盂造影

J

JCS	Japan coma scale	日本式昏睡尺度

K

17-KS	17-ketosteroid	17-ケトステロイド
K-W 分類	Keith-Wagener classification of retinopathy	キース・ワグナー網膜症分類

L

LAN	local area network	限定地域内ネットワーク
LAP	leucine aminopeptidase	ロイシン・アミノペプチダーゼ
LAT	latex agglutination test	ラテックス凝集反応
LBM	lean body mass	除脂肪体重
LCAT	lecithin-cholesterol acyltransferase	レシチン・コレステロール アシルトランスフェラーゼ
LD（LDH）	lactate dehydrogenase	乳酸デヒドロゲナーゼ
LDL	low density lipoprotein	低比重リポ蛋白
LFA-Ⅰ	leukocyte function associated antigen-Ⅰ	リンパ球機能関連抗原-Ⅰ
LH	luteinizing hormone	黄体形成ホルモン
LH-RH	luteinizing hormone-releasing hormone	黄体形成ホルモン放出ホルモン
LPIA	latex photometric immunoassay	ラテックス免疫比濁法
LPL	lipoprotein lipase	リポ蛋白リパーゼ
LPS	lipopolysaccharide	リポ多糖体

M

MAO	maximal acid output	最高酸分泌量
MAO	monoamine oxidase	モノアミン酸化酵素
mAST	mitochondrial AST	ミトコンドリア AST
MBC	minimum bactericidal concentration	最小殺菌濃度
MCH	mean corpuscular hemoglobin	平均赤血球ヘモグロビン量
MCHC	mean corpuscular hemoglobin concentration	平均赤血球ヘモグロビン濃度
M-CSF	macrophage-colony stimulating factor	マクロファージ・コロニー刺激因子
MCTD	mixed connective tissue disease	混合性結合組織病
MCV	mean corpuscular volume	平均赤血球容積

MCV	motor conduction velocity	末梢神経伝導速度
MDS	myelodysplastic syndrome	骨髄異形成症候群
M/E比	myeloid erythroid ratio	顆粒球・赤芽球比
MEN	multiple endocrine neoplasia	多発性内分泌腺腫症
MHC	major histocompatibility antigen	主要組織適合抗原
MIC	minimum inhibitory concentration	最小発育阻止濃度
ML	malignant lymphoma	悪性リンパ腫
MLC	mixed lymphocyte culture	混合リンパ球培養
MM	multiple mycloma	多発性骨髄腫
MMA	methylmalonic acid	メチルマロン酸
MOF	multiple organ failure	多臓器不全
MPGN	membranoproliferative glomerulonephritis	膜性増殖性糸球体腎炎
MPN	myeloproliferative neoplasm	骨髄増殖性腫瘍
MPO	myeloperoxidase	ミエロペルオキシダーゼ
MR	mitral regurgitation	僧帽弁閉鎖不全症
MRA	malignant rheumatoid arthritis	悪性関節リウマチ
MRI	magnetic resonance imaging	磁気共鳴映像法
MRSA	methicillin-resistant *Staphyloccus aureus*	メチシリン耐性黄色ブドウ球菌
MS	mitral stenosis	僧帽弁狭窄症
MS	multiple sclerosis	多発性硬化症
mtDNA	mitochondrial deoxyribonucleic acid	ミトコンドリアデオキシリボ核酸

N

NAD	nicotinamide adenine dinucleotide	ニコチンアミド・アデニン・ジヌクレオチド
NADP	nicotinamide adenine dinucleotide phosphate	ニコチンアミド・アデニン・ジヌクレオチドリン酸
NADPH	reduced nicotinamide adenine dinucleotide phosphate	還元型ニコチンアミド・アデニン・ジヌクレオチドリン酸
NAP	neutrophil alkaline phosphatase	好中球アルカリホスファターゼ
NCI	National Cancer Institute	アメリカ国立癌研究所
NCV	nerve conduction velocity	神経伝導速度
NEFA	non-esterified fatty acid	非エステル化脂肪酸
NIDDM	non-insulin-dependent diabetes mellitus	インスリン非依存性糖尿病
NK細胞	natural killer cell	ナチュラル・キラー細胞
NSAID	non-steroidal anti-inflammatory drug	非ステロイド性抗炎症薬
NSE	neuron-specific enolase	ニューロン特異的エノラーゼ
NT	neutralization test	中和試験
NYHA	New York Heart Association	ニューヨーク心臓協会

O

OGTT	oral glucose tolerance test	経口ブドウ糖負荷試験
17-OHCS	17-hydroxycorticosteroid	17-ヒドロキシコルチコステロイド
25(OH)D$_3$	25-hydroxycholecalciferol	25-ヒドロキシコレカルシフェロール

P

PA	particle agglutination	粒子凝集法
PABA	para-aminobenzoic acid	パラアミノ安息香酸
Pa$_{CO_2}$	arterial carbon dioxide tension	動脈血二酸化炭素分圧
PAF	platelet activating factor	血小板活性化因子
PAH	para-aminohippuric acid	パラアミノ馬尿酸
PAI-1	plasminogen activator inhibitor-1	プラスミノゲン活性化阻止因子 1
PAIgG	platelet associated IgG	血小板関連免疫グロブリン G
Pa$_{O_2}$	arterial oxygen tension	動脈血酸素分圧
PAP	prostatic acid phosphatase	前立腺性酸ホスファターゼ
PAS	periodic acid-Schiff	過ヨウ素酸シッフ
PBC	primary biliary cholangitis	原発性胆汁性胆管炎
PC	protein C	プロテイン C
PCH	paroxysmal cold hemoglobinuria	発作性寒冷ヘモグロビン尿症
PCNA	proliferating cell nuclear antigen	増殖性細胞核抗原
P$_{CO_2}$	partial pressure of carbon dioxide	二酸化炭素分圧
PCR	polymerase chain reaction	ポリメラーゼ連鎖反応
PET	positron emission computed tomography	陽電子放射断層撮影
PF	peak flow	ピークフロー
PF3	platelet factor 3	血小板第 3 因子
PF4	platelet factor 4	血小板第 4 因子
PG	prostaglandin	プロスタグランジン
PGI$_2$	prostaglandin I2	プロスタグランジン I2
pH	hydrogen ion exponent	水素イオン指数
PHA	passive hemagglutination	受身凝集反応
PHA	phytohemagglutinin	フィトヘマグルチニン
PI	plasmin inhibitor	プラスミンインヒビター
PIC	plasmin-plasmin inhibitor complex	プラスミン・プラスミンインヒビター複合体
PID	plasma iron disappearance	血漿鉄消失率
PIE 症候群	pulmonary infiltration with eosinophilia syndrome	肺好酸球増加症
PIVKA	protein-induced by vitamin K absence or antagonists	ビタミン K 欠乏時産生蛋白

P-K 反応	Prausnitz-Küstner reaction	プラウスニッツ-キュストナー反応
PLT	platelet	血小板
PM	polymyositis	多発性筋炎
PN	polyarteritis nodosa	結節性多発動脈炎
PNH	paroxysmal nocturnal hemoglobinuria	発作性夜間ヘモグロビン尿症
P_{O_2}	oxygen tension	酸素分圧
POA	pancreatic oncofetal antigen	膵癌胎児性抗原
PPD	purified protein derivative of tuberculin	精製ツベルクリン蛋白
PPO	platelet peroxidase	血小板ペルオキシダーゼ
PRL	prolactin	プロラクチン、乳腺刺激ホルモン
PRP	platelet rich plasma	血小板濃縮血漿
PSP 試験	phenolsulfonphthalein test	フェノールスルホンフタレイン試験
PT	prothrombin time	プロトロンビン時間
PTC	percutaneous transhepatic cholangiography	経皮経肝胆管造影
PTCA	percutaneous transluminal coronary angioplasty	経皮経管的冠動脈再建術
PTCR	percutaneous transluminal coronary recanalization	経皮経管的冠動脈内血栓溶解法
PTH	parathyroid hormone	副甲状腺ホルモン
PTHRP	parathyroid hormone related protein	副甲状腺ホルモン関連蛋白
PTT	partial thromboplastin time	部分トロンボプラスチン時間
PVP	peripheral venous pressure	末梢静脈圧

Q

QOL	quality of life	生活の質

R

RA	rheumatoid arthritis	関節リウマチ
RA	refractory anemia	不応性貧血
RAEB	refractory anemia with excessive of blast	芽球増加性不応性貧血
RAHA	rheumatoid arthritis hemagglutination	関節リウマチ凝集試験
RARS	refractory anemia with ringed sideroblast	鉄芽球性貧血
RAST	radioallergosorbent test	放射性アレルゲン吸着試験
RBC	red blood cell	赤血球
RCU	red cell iron utilization	赤血球鉄利用率
REM	rapid eye movement	急速眼球反応
RF	rheumatoid factor	リウマトイド因子
RFT	respiratory function test	呼吸機能検査

RI	radioisotope	放射性同位元素
RIA	radioimmunoassay	放射免疫測定法
RIP	radioimmunoprecipitation	放射免疫沈降反応
RISA	radioiodinated human serum albumin	放射性ヨウ素標識ヒト血清アルブミン
RIST	radioimmunosorbent assay	固相放射免疫測定法
RIT	red cell iron turn over	赤血球鉄交替率
RM	reference materials	標準物質
RNA	ribonucleic acid	リボ核酸
RNP	ribonucleoprotein	リボ核蛋白
RPF	renal plasma flow	腎血漿流量
RPHA	reversed passive hemagglutination	逆受身血球凝集反応
RTA	renal tubular acidosis	尿細管アシドーシス
RV	residual volume	残気量

S

Sa_{O_2}	oxygen saturation of arterial blood	動脈血酸素飽和度
SCC	squamous cell carcinoma	扁平上皮癌
SCID	severe combined immunodeficiency	重症複合免疫不全症
SCV	sensory conduction velocity	感覚神経伝導速度
SD	standard deviation	標準偏差
SFMC	soluble fibrin monomer complex	可溶性フィブリンモノマー複合体
SIADH	syndrome of inappropriate secretion of ADH	ADH不適合分泌症候群
SjS	Sjögren syndrome	シェーグレン症候群
SLE	systemic lupus erythematosus	全身性エリテマトーデス
SMA	anti-smooth muscle antibody	抗平滑筋抗体
SOD	superoxide dismutase	スーパーオキシドジスムターゼ
SOL	space occupying lesion	占拠性病変
SRID	single radial immunodiffusion	単純放射状免疫拡散法
SSc	systemic sclerosis	全身性強皮症
SSSS	staphylococcal scalded skin syndrome	ブドウ球菌性熱傷様皮膚症候群
STD	sexually transmitted disease	性感染症
STM	soluble thrombomodulin	可溶性トロンボモジュリン
STS	serological test for syphilis	梅毒血清反応

T

TAT	thrombin-antithrombin complex	トロンビン・アンチトロンビン複合体
TBG	thyroxine-binding globulin	チロキシン結合グロブリン
TBLB	transbronchial lung biopsy	経気管支的肺生検

T-CLL	T-chronic lymphocytic leukemia	T細胞性慢性リンパ性白血病
TcR	T cell antigen receptor gene	T細胞レセプター遺伝子
TG	triglyceride	トリグリセリド
TGF-β	transforming growth factor-β	β型形質転換増殖因子
T_H	helper T cell	ヘルパーT細胞
TIA	transient ischemic attack	一過性脳虚血性発作
TIBC	total iron binding capacity	総鉄結合能
TLC	total lung capacity	全肺気量
TNF	tumor necrosis factor	腫瘍壊死因子
TNM分類	tumor-node-metastasis staging system	悪性腫瘍の進行度分類
TP	total protein	総蛋白
TP	*Treponema pallidum*	梅毒トレポネーマ
t-PA	tissue plasminogen activator	組織プラスミノゲン活性化因子
t-PA・PAI-1 C	tissue plasminogen activator-plasminogen activator inhibitor 1 complex 組織プラスミノゲン活性化因子−プラスミノゲン活性化抑制因子1複合体	
TPHA	*Treponema pallidum* hemagglutination	梅毒トレポネーマ血球凝集試験
TPO	thrombopoietin	トロンボポエチン
TPO	thyroid peroxidase	甲状腺ペルオキシダーゼ
TRAb	thyroid stimulating hormone receptor antibody	甲状腺刺激ホルモンレセプター抗体
TRH	thyrotropin-releasing hormone	甲状腺刺激ホルモン放出ホルモン
TRP	tubular reabsorption of phosphate	尿細管リン再吸収率
TSAb	thyroid stimulating antibody	甲状腺刺激抗体
TSBAb	thyroid stimulation blocking antibody	甲状腺刺激阻害抗体
TSH	thyroid stimulating hormone	甲状腺刺激ホルモン
TSS	toxic shock syndrome	中毒性ショック症候群
TSST-1	toxic shock syndrome toxin 1	中毒性ショック症候群毒素1
TT	thrombin time	トロンビン時間
TTA	transtracheal aspiration	経気管吸引
TTP	thrombotic thrombocytopenic purpura	血栓性血小板減少性紫斑病
TTT	thymol turbidity test	チモール混濁試験

U

UA	uric acid	尿酸
UIBC	unsaturated iron binding capacity	不飽和鉄結合能
US	ultrasonography	超音波検査
UTI	urinary tract infection	尿路感染症

V

VC	vital capacity	肺活量
VCA	viral capsid antigen	ウイルス・カプシド抗原
VDRL	Venereal Disease Research Laboratory	アメリカ性病研究所
VDT	visual display terminal	視覚表示端末装置
VEP	visually evoked potential	視覚誘発電位
VLDL	very low density lipoprotein	超低比重リポ蛋白
VMA	vanillylmandelic acid	バニリルマンデル酸
VWD	von Willebrand disease	フォン ヴィレブランド病
VWF	von Willebrand factor	フォン ヴィレブランド因子
VZV	varicella-zoster virus	水痘-帯状疱疹ウイルス

W

WAIS	Wechsler adult intelligence scale	ウェクスラー成人知能検査
WBC	white blood cell	白血球
WPW 症候群	Wolff-Parkinson-White syndrome	WPW 症候群

Z

ZTT	zinc sulfate turbidity test	硫酸亜鉛混濁試験

参考図書

羽白　清：臨床英文の正しい書き方．改訂4版，金芳堂，2008．
Diana Nicoll, et al.: Pocket Guide to Diagnostic Tests. 2nd ed., Appleton & Lange, Stamford, 1997.
Joy Parkinson:A Manual of English for the Overseas Doctor. Churchill Livingstone, London, 1996.
上松正朗：新 英語抄録・口頭発表・論文作成 虎の巻．南江堂，2017．
グローバルヘルスケア財団（監）：実践！医療英語 こんなとき，英語で何と言う？ 日経BP社，2018．
鈴木英次（編）：わかりやすい医療英語．廣川書店，2008．
高木久代，小澤淑子（編著）：チーム医療のためのメディカル英語 基本表現100．講談社，2015．

【著者略歴】

奈良信雄(なら のぶお)
1975年 東京医科歯科大学医学部卒業
　　　　東京医科歯科大学医学部第1内科医員
1983年 カナダ，トロント大学オンタリオ癌研究所に留学
1987年 東京医科歯科大学医学部内講師（第1内科学）
1990年 東京医科歯科大学医学部助教授（臨床検査医学）
1994年 東京医科歯科大学医学部教授（臨床検査医学）
1999年 東京医科歯科大学大学院医歯学総合研究科教授
　　　　（全人診断治療学講座臨床検査医学分野）
2002年 東京医科歯科大学医歯学教育システム研究センター教授（兼任）
2006年 同センター長
2015年 順天堂大学医学部特任教授，東京医科歯科大学名誉教授，同特命教授
2018年 日本医学教育評価機構常勤理事，順天堂大学医学部客員教授
　　　　現在に至る　医学博士

西元慶治(にし もと けいじ)
1975年 東京医科歯科大学医学部卒業
1976年 アメリカ，国立衛生研究所（NIH）に留学
1978年 東京医科歯科大学医学部助手（脳神経外科）
1983年 秦野赤十字病院整形外科医員
1987年 東京海上メディカルサービス（株）医療部長
1988年 新宿海上ビル診療所（現 新宿つるかめクリニック）開設
　　　　（医）つるかめ会理事長
1991年 アメリカ臨床医学留学制度（N Program）創設　主宰
1996年 東京海上日動メディカル・サービス（株）常務取締役医療本部長（～2009年）
2003年 東京医科歯科大学臨床教授（老年病内科/漢方担当）（～2018年）
　　　　現在に至る　医学博士　日本脳神経外科学会専門医　日本東洋医学会専門医

臨床検査技師のための医学英語
実用会話・文献の読み方　第2版　　ISBN978-4-263-22685-8

2000年2月25日　第1版第1刷発行
2018年1月10日　第1版第11刷発行
2019年8月15日　第2版第1刷発行

著　者　奈　良　信　雄
　　　　西　元　慶　治
発行者　白　石　泰　夫
発行所　医歯薬出版株式会社
　　　　〒113-8612 東京都文京区本駒込1-7-10
　　　　TEL (03)5395-7620(編集)・7616(販売)
　　　　FAX (03)5395-7603(編集)・8563(販売)
　　　　https://www.ishiyaku.co.jp/
　　　　郵便振替番号　00190-5-13816

乱丁，落丁の際はお取り替えいたします　　印刷・教文堂／製本・皆川製本所
© Ishiyaku Publishers, Inc., 2000, 2019. Printed in Japan

本書の複製権・翻訳権・翻案権・上映権・譲渡権・貸与権・公衆送信権（送信可能化権を含む）・口述権は，医歯薬出版(株)が保有します．
本書を無断で複製する行為（コピー，スキャン，デジタルデータ化など）は，「私的使用のための複製」などの著作権法上の限られた例外を除き禁じられています．また私的使用に該当する場合であっても，請負業者等の第三者に依頼し上記の行為を行うことは違法となります．

JCOPY ＜出版者著作権管理機構　委託出版物＞
本書をコピーやスキャン等により複製される場合は，そのつど事前に出版者著作権管理機構（電話 03-5244-5088，FAX 03-5244-5089，e-mail：info@jcopy.or.jp）の許諾を得てください．